Michael Ubaezuonu
Shona Kelly

Gamificação na fisioterapia para pacientes com paralisia cerebral

Michael Ubaezuonu
Shona Kelly

Gamificação na fisioterapia para pacientes com paralisia cerebral

Efeito da Gamificação sobre a Fisioterapia Convencional em Pacientes com Paralisia Cerebral: Um Protocolo de Ensaio de Controlo Aleatório

ScienciaScripts

Imprint

Cover image: www.ingimage.com

This book is a translation from the original published under ISBN 978-620-7-80624-9.

Publisher:
Sciencia Scripts
is a trademark of
Dodo Books Indian Ocean Ltd. and OmniScriptum S.R.L publishing group

120 High Road, East Finchley, London, N2 9ED, United Kingdom
Str. Armeneasca 28/1, office 1, Chisinau MD-2012, Republic of Moldova, Europe
Printed at: see last page
ISBN: 978-620-7-96545-8

RECONHECIMENTO

Um agradecimento especial a Deus Todo-Poderoso por ter sido capaz de concluir este projeto com sucesso. Em seguida, gostaria de agradecer à minha orientadora, **Prof.ª Shona Kelly**, cuja valiosa orientação foi o que me ajudou nesta dissertação.

Além disso, gostaria de agradecer aos meus pais, irmãos e à minha adorável esposa, que me ajudaram com as suas valiosas sugestões e orientações.

Por último, agradeço ao meu bom amigo Samuel, por toda a sua ajuda e assistência ao longo deste projeto.

Resumo

O estudo teve acesso à viabilidade da prancha de equilíbrio da Nintendo Wii nos programas de reabilitação fisioterapêutica com uma população de crianças com paralisia cerebral (PC); verificou os efeitos da prancha de equilíbrio da Nintendo Wii no nível de capacidade física de pacientes com paralisia cerebral; examinou os efeitos da prancha de equilíbrio da Nintendo Wii no desempenho motor grosseiro e no funcionamento diário de crianças com paralisia cerebral, e avaliou as limitações da prancha de equilíbrio da Nintendo Wii como instrumento terapêutico em crianças com paralisia cerebral. O objetivo era medir a eficácia da prancha de equilíbrio da Nintendo Wii em relação à terapia habitual para pacientes com paralisia cerebral. O estudo recorreu ao método descritivo de recolha de dados, utilizando os meios secundários. Esta conceção é útil para determinar a causa e o efeito da medição da eficácia da prancha de equilíbrio da Nintendo Wii em relação à terapia habitual para doentes com paralisia cerebral, com base numa revisão dos estudos efectuados por outros investigadores. Os dados foram recolhidos através de revistas, livros, fontes online e muitos outros. As fontes online que ajudaram o processo de recolha de dados incluem PubMed, Science Diret, Research Gate, Google Scholar e CINAHL. Neste caso, foram selecionadas páginas fiáveis e online e os dados foram bem citados e devidamente referenciados. Os meios temáticos de análise de dados foram considerados para este estudo. Foi revelado que a utilização de um dispositivo de equilíbrio Nintendo Wii, a reabilitação fisioterapêutica foi considerada viável entre as crianças com PC. A Wii-terapia ajudou significativamente as actividades físicas e grosseiras das crianças com PC. A idade dos participantes foi considerada um fator limitativo da importância da terapia com a Wii. Concluiu-se que a prancha de equilíbrio da Nintendo Wii foi mais eficaz do que a terapia habitual para doentes com paralisia cerebral.

Conteúdo

CAPÍTULO UM

INTRODUÇÃO

Este capítulo aborda a introdução ao estudo, bem como a sua justificação. Contém os diferentes elementos que motivaram a necessidade do estudo. O objetivo e os objectivos do estudo foram também abordados neste capítulo.

1.1 Introdução e justificação

As perturbações e as necessidades especiais estão a tornar-se rapidamente uma parte da nossa vida quotidiana - o facto de as pessoas sofrerem de deficiências não é uma realidade nova que possa ser desligada da vida quotidiana das pessoas em diferentes países do mundo. Um estudo da Organização Mundial de Saúde (OMS) (2022) revelou que mais de mil milhões de pessoas sofrem de diferentes deficiências em todo o mundo, o que corresponde a cerca de 15% da população mundial (Organização Mundial de Saúde (OMS), 2022). O estudo acrescenta que as deficiências são sentidas pelas pessoas de forma temporária e permanente (Organização Mundial de Saúde (OMS), 2022). Neste estudo, foi novamente sublinhado que as pessoas que vivem com deficiência carecem frequentemente de acesso a cuidados, são vítimas de discriminação e estigma e beneficiam de serviços de saúde deficientes, especialmente nos países em desenvolvimento (Organização Mundial de Saúde (OMS), 2022). No entanto, há uma infinidade de deficiências a serem escolhidas no que diz respeito ao assunto, incluindo: deficiências físicas, deficiência visual, condições de saúde mental, surdez ou dificuldade de audição, lesão cerebral adquirida, deficiência intelectual, transtorno do espetro do autismo, paralisia cerebral e uma lista de outras (Brandenburg et al., 2019; Chin, Gwynn, Robinson, & Hoon, 2020; Novak et al., 2020). Analisando esta lista, uma das deficiências mais prementes que necessita de atenção devido à sua natureza, tipo de tratamento e âmbito é a paralisia cerebral. Por conseguinte, o estudo em curso foi concebido para se enquadrar na exploração completa desta deficiência.

1.2 Contexto

De acordo com o acima exposto, a paralisia cerebral foi definida como um grupo de distúrbios neurodegenerativos que começam na primeira infância e causam vários graus de comprometimento motor, incapacidade física, défices posturais e de coordenação para o indivíduo afetado (CDC, 2021). Na mesma linha, a paralisia cerebral provém das duas palavras "cerebral" e "paralisia". Aqui, "cerebral" é referido como cérebro e "paralisia" como um problema ou fraqueza com o músculo. Esta palavra significa o desenvolvimento anormal do cérebro. Trata-se da incapacidade das pessoas de utilizarem e controlarem os seus músculos. Um dos principais desafios que surgem com esta doença é o facto de poder exigir tratamento para toda a vida (Brandenburg et al., 2019; Chin, Gwynn, Robinson, & Hoon, 2020; Novak et al., 2020). Isto infere que a paralisia cerebral é uma deficiência que muitas vezes vem com a necessidade de mostrar cuidado às pessoas que lutam com ela, pois elas sempre precisam de ajuda durante toda a vida. Graham et al. (2016), numa exploração completa do distúrbio, revelaram que a maioria das pessoas que vivem com a deficiência ou distúrbio foram frequentemente confrontadas com lesões cerebrais quando estavam no útero ou mesmo causadas por uma gestão inadequada da gravidez (Graham et al., 2016).

Nasce aproximadamente um doente com paralisia cerebral por cada 500 nados-vivos em todo o mundo, o que faz da paralisia cerebral a causa mais prevalente de deficiência motora na infância (CP Foundation, 2022). A isto acresce o facto de que, a cada 20 horas, nasce uma criança com paralisia cerebral no Reino Unido; a doença é muitas vezes permanente, mas pode ser gerida; apresenta-se sempre na sua forma mais ligeira nos primeiros 12-18 meses, as pessoas que vivem com a doença tendem a ter outras perturbações (CP Foundation, 2022). Estes e muitos outros factores são um indicador do facto de a doença ser um grande problema, que necessita de atenção urgente (Fundação CP, 2022). De acordo com Graham et al.

(2016), as pessoas que vivem com esta perturbação precisam de uma gestão clínica melhorada que lhes garanta uma vida de boa qualidade. Paralelamente, a perturbação, quando não é rapidamente detetada e determinada nos primeiros anos, tende a ser mais problemática quando detetada em idades mais avançadas. Isto é evidente no estudo de Yi, Jung e Bang (2019) intitulado "Questões Emergentes na Paralisia Cerebral Associada ao Envelhecimento: A Physiatrist Perspective". No estudo, foi salientado que os adultos que não têm tratamentos precoces podem ser rapidamente expostos a outros desafios adicionais de saúde enquanto percorrem esse caminho. Na mesma linha, o declínio dos cuidados de saúde e dos serviços do ambiente em que este tipo de pessoas se encontra não é alheio à forma como tendem a gerir a doença (Yi, Jung, & Bang, 2019). É com base nesta premissa que este estudo foi concebido para medir a eficácia da prancha de equilíbrio Nintendo Wii na paralisia cerebral; daí a necessidade de atividades físicas para pessoas que sofrem de diferentes formas de desordem, onde a PC não é uma exceção.

As actividades físicas referem-se ao processo de movimento que inclui a prática de desporto, o transporte de um lugar para outro, exercícios de motricidade ampla e fina, e muitos dos quais podem ser ligeiros, moderados ou vigorosos com o objetivo de melhorar a saúde física, social e mental do ser humano (Brandenburg et al., 2019; Chin, Gwynn, Robinson, & Hoon, 2020). As pessoas que vivem com deficiência têm sido altamente associadas à necessidade deste tipo de actividades, dependendo da natureza da sua deficiência. Trata-se de um estilo de vida que é necessário para todas as formas de aptidão física, social, mental e uma lista de outras. Estas actividades podem assumir a forma de natação, caminhada, hidroginástica, dança e muitas outras. Isto está de acordo com o estudo de Kissow e Singhammer (2012), onde se verificou que existe uma relação significativa entre a participação em actividades físicas e a melhoria do estado de saúde das pessoas com deficiência (Kissow & Singhammer, 2012). Não muito longe disso, Van der Ploeg, Van der Beek, Woude e Mechelen (2022) revelaram que as actividades físicas entre as pessoas com deficiência dependem de factores como a atitude, a influência social e a auto-eficácia. Isto significa que a promoção de actividades físicas não é alheia à influência social e à atitude das pessoas (Van der Ploeg, Van der Beek, Woude, & Mechelen, 2022). Também se verificou que os indivíduos que vivem com PC se envolvem em atividade física, uma vez que esta serve como forma de melhorar a sua auto-eficácia - tudo isto aponta para o facto de que as actividades físicas, a gamificação e as pessoas que vivem com PC estão interligadas.

Ao longo destes anos, a gamificação é uma ferramenta que tem contribuído imenso para o tema da PC. A gamificação, como o termo implica, é a aplicação dos diferentes elementos do jogo na redução do efeito negativo de problemas, distúrbios e uma lista de outras formas de distúrbios anormais (Whittinghill & Brown, 2014). A gamificação é uma técnica que está empenhada em motivar e influenciar a atitude das pessoas (Whittinghill & Brown, 2014). Aludindo ao que foi discutido anteriormente, a gamificação não é um conceito novo quando se fala de PC (Whittinghill & Brown, 2014). É uma mecânica de jogo de princípio que é aplicada na criação de um ambiente terapêutico para pessoas com PC, incluindo ferramentas de exercício, tais como cintos de peso, dynabands, halteres, e muitos mais (Whittinghill & Brown, 2014). A seguir a esta lista está a balança Nintendo Wii, que não pode ser desvalorizada neste discurso (Weaver, Ma, & Laing, 2017).

Não muito longe do que está em curso, a Nintendo Wii balance board é uma prancha de equilíbrio que é usada no tratamento de pacientes com diferentes distúrbios. Isso está em alinhamento com o estudo de Gatica-Rojas et al. (2017) com foco em "como o Nintendo Wii Balance Board melhora o equilíbrio em pé; um ensaio clínico randomizado em crianças com paralisia cerebral". O estudo foi capaz de explorar na íntegra o lugar da terapia Wii entre crianças e adultos, juntamente com o uso de fisioterapia padrão (SPT) (Gatica-Rojas, Méndez-Rebolledo, et al., 2017). O estudo, no entanto, mostrou que a terapia com Wii produziu um resultado significativo em comparação com o SPT. Seguindo um passo semelhante, este estudo em curso foi concebido para determinar se a prancha de equilíbrio da Nintendo Wii produzirá um resultado significativo em comparação com a terapia habitual, algumas das quais incluem talas, aparelhos e outros dispositivos de apoio (Brandenburg, Fogarty, & Sieck, 2019). Estes podem também abranger outros tipos de terapia, como terapia da fala, fisioterapia, terapia ocupacional, medicação e terapia alternativa. Em tudo isto, o estudo em curso está empenhado em investigar a eficácia da prancha de equilíbrio da Nintendo Wii e a forma como pode ser sustentada na prestação de ajuda a pessoas que vivem com deficiências.

Olhando de um outro espetro de visão, a prancha de equilíbrio da Nintendo Wii é uma ferramenta que já foi utilizada noutros campos e temas, como o "estudo do controlo do equilíbrio estático em pé e as considerações técnicas, a congruência da placa de força e o efeito da duração da bateria" (Weaver et al., 2017). Tal como Gatica-Rojas et al. (2017), Weaver, Ma, & Laing, 2017) relataram a importância desta ferramenta. Estas e muitas outras são as alavancas em que este estudo é conduzido para investigar e medir a eficácia da prancha de equilíbrio Nintendo Wii em relação à terapia usual para pacientes com paralisia cerebral.

1.2 Finalidade e objectivos

O objetivo central deste estudo é medir a eficácia da prancha de equilíbrio da Nintendo Wii em relação à terapia habitual para doentes com paralisia cerebral. Os objectivos específicos do estudo são os seguintes

i. Determinar a viabilidade da utilização da prancha de equilíbrio Nintendo Wii nos programas de reabilitação de fisioterapia numa população de crianças com paralisia cerebral.
ii. Verificar os efeitos da prancha de equilíbrio Nintendo Wii no nível de capacidade física de pacientes com paralisia cerebral.
iii. Examinar os efeitos da prancha de equilíbrio Nintendo Wii no desempenho motor grosseiro e no funcionamento diário de crianças com paralisia cerebral.
iv. Avaliar as limitações da prancha de equilíbrio da Nintendo Wii como ferramenta terapêutica em crianças com paralisia cerebral.

1.3 Questões de investigação

Para orientar o estudo, foram colocadas as seguintes questões;

i. Qual é a viabilidade da utilização da prancha de equilíbrio Nintendo Wii nos programas de reabilitação fisioterapêutica com uma população de crianças com paralisia cerebral?
ii. Quais são os efeitos da prancha de equilíbrio Nintendo Wii nos níveis de capacidade física dos pacientes com paralisia cerebral?
iii. Quais são os efeitos da prancha de equilíbrio Nintendo Wii no desempenho motor grosseiro e no funcionamento diário de crianças com paralisia cerebral?
iv. Quais são as limitações da prancha de equilíbrio da Nintendo Wii como ferramenta terapêutica em crianças com paralisia cerebral?

CAPÍTULO DOIS

REVISÃO DA LITERATURA

Este capítulo abrange a revisão da literatura relacionada com o estudo, que inclui a literatura concetual, empírica e teórica. O capítulo abrange uma vasta gama de estudos que foram selecionados a partir de várias fontes reputadas.

2.1 Perturbações e necessidades especiais; questões e preocupações

Em todas as sociedades humanas, há um determinado número de pessoas que vivem com perturbações e deficiências - trata-se de pessoas que enfrentam um desafio ou outro, que pode incluir fibrose cística, surdez, paralisia cerebral, síndrome de Down, discalculia, síndrome de Asperger, dislexia, disgrafia, cegueira, dispraxia, autismo e muitos outros. Trata-se de formas de necessidades especiais ou de deficiências que podem afetar o bom funcionamento das pessoas em relação às suas necessidades mentais, médicas e/ou psicológicas (Organização Mundial de Saúde (OMS), 2022). As pessoas desta categoria estão sempre a precisar de amor, cuidados e atenção médica, conforme o caso. De acordo com a Organização Mundial de Saúde (OMS) (2022), verificou-se que cerca de 15% da população mundial vive com necessidades especiais e deficiências - o que indica que existe um grande número de pessoas que vivem com perturbações e que são diferentes de um vasto leque de necessidades especiais que foram mencionadas. A isto acresce o facto de algumas destas deficiências poderem não ser descobertas a tempo até atingirem um estado mais complexo e difícil de gerir. No entanto, verificou-se que uma deficiência é evidente numa pessoa com desvantagens funcionais, enquanto uma perturbação é evidente numa pessoa que tem problemas de saúde (Mahmoud, 2021).

Num estudo de Francisco, Hartman e Wang (2020) intitulado; "Inclusion and Special Education" (Inclusão e Educação Especial); observou-se que as necessidades especiais são um conceito que está relacionado com perturbações e que o movimento da educação especial é um dos factores-chave que pode ajudar a gerir o desafio. Foi acrescentado que a trajetória histórica da educação especial não é alheia às necessidades exigentes das pessoas que vivem com diferentes deficiências e perturbações, conforme o caso (Francisco, Hartman, & Wang, 2020). O estudo, através da adoção do método de pesquisa secundária, revelou que alguns dos desafios que têm sido enfrentados na gestão das pessoas com necessidades especiais e perturbações incluem a falta de conhecimento e sensibilização, problemas com a implementação da inclusão, actividades desportivas inadequadas e uma lista de outros (Francisco et al., 2020). Foi também revelado que a utilização e a adoção de diferentes tecnologias avançadas serão vantajosas na gestão das pessoas que vivem com perturbações. Por conseguinte, o estudo recomendou que a trajetória histórica da educação especial, a compreensão das perturbações e o cuidado demonstrado para com as pessoas que vivem com perturbações são formas de criar apoio para estas pessoas (Francisco et al., 2020).

Noutro estudo como este, Rees (2017) centrou-se em "Modelos de deficiência e categorização de crianças com dificuldades de aprendizagem graves e profundas: Informando abordagens educacionais baseadas em uma compreensão das necessidades individuais". Através da adoção do modelo social de educação, o estudo conseguiu mostrar que existe uma relação entre as pessoas que vivem com o distúrbio e o tipo de ambiente de aprendizagem, bem como as pessoas a que estão expostas, acrescentou-se que o desenvolvimento e o crescimento dos distúrbios das pessoas têm de ser monitorizados como forma de lhes dar os cuidados médicos e sociais necessários. Rees (2017) constatou que um dos principais desafios nesta matéria é o facto de as pessoas que vivem com a perturbação nem sempre receberem os planos de educação adequados, bem como o ambiente onde podem crescer. Mais ainda, as necessidades individuais destas pessoas têm de ser identificadas e atendidas utilizando os mecanismos, processos e tecnologias corretos. Ou seja, só quando são feitos planos para criar um equilíbrio entre as perturbações individuais destas pessoas e a atenção consistente necessária para as ajudar (Rees, 2017). O modelo social da educação implica, por conseguinte, que as pessoas com deficiência necessitam de um nível mais elevado de planos educativos individuais robustos e de uma abordagem pedagógica, ao passo que o modelo histórico-cultural da deficiência infere que as implicações sociais e médicas das pessoas com perturbações devem ser sempre tidas em conta (Rees, 2017).

Num estudo mais extenso sobre "Investigação sobre perturbações de saúde mental na Europa, 2001-2018", verificou-se que a deficiência ou perturbação de saúde mental tem um percurso histórico interessante que não está desligado dos tipos de perturbações nem das suas causas. Verificou-se que cerca de 15% das pessoas que viviam na Europa entre 2000 e 2015 sofriam de perturbações que levaram muitas delas à depressão (Begum et al., 2020). Também foi demonstrado que um tipo mais complexo de transtorno era proeminente entre as pessoas entre os anos de 2001 e 2018 com cerca de um índice de 6% (Begum et al., 2020). No entanto, a Europa manteve-se empenhada nos cuidados a estas pessoas, tendo sido gasto um montante significativo de 5,4 mil milhões de euros com elas no ano de 2018 (Begum et al., 2020). Na mesma linha, nem todas as perturbações se formam naturalmente desde o nascimento, mas outras são causadas por violência interpessoal, síndrome alcoólica fetal, acidentes de viação e muitas outras. Alguns dos temas que são frequentemente negligenciados no que diz respeito a perturbações e deficiências incluem perturbações do sono, défice de atenção e hiperatividade, perturbação obsessivo-compulsiva, perturbação de stress pós-traumático, perturbações sexuais e muitas outras (Begum et al., 2020). O estudo concluiu, por conseguinte, que, numa tentativa de abordar as perturbações e as deficiências das pessoas, o lugar da história não pode ser posto em causa (Begum et al., 2020).

Foi efectuado um estudo por Gureje e Stein (2013) sobre "Disorders, Diagnosis, and Classification" (Perturbações, Diagnóstico e Classificação), a fim de lançar mais luz sobre as questões das perturbações. Estudos (Patel, 2013; Gureje e Stein, 2014), citados em Gureje e Stein (2013), afirmaram que as deficiências ou perturbações podem ser causadas por diferentes factores, que podem ser sociais, culturais e económicos, dependendo da intensidade e da prevalência dessas perturbações. Acrescentou-se que a identificação e o diagnóstico precoces são algumas das formas pelas quais as perturbações podem ser bem geridas (Gureje & Stein, 2013). Num estudo relacionado, Whitaker (2015) afirmou que alguns dos factores que determinam o tipo de tratamentos necessários para as pessoas que vivem com perturbações incluem a demografia, a história, os registos e muitos outros. O lugar da conduta ética também foi salientado no estudo (Whitaker, 2015). No entanto, Olçay e Vuran (2015), no seu estudo "Children with Special Needs' Opinions and Problems about Inclusive Practices", sublinharam que a inclusão é uma das formas de ajudar as pessoas que vivem com perturbações (Olçay & Vuran, 2015).

Ao longo destas revisões, ficou demonstrado que as deficiências e as perturbações, conforme o caso, não são alheias a questões como as deficiências físicas, a deficiência visual, as condições de saúde mental, a surdez ou a dificuldade de audição, a lesão cerebral adquirida, a deficiência intelectual, a perturbação do espetro do autismo - em que a paralisia cerebral não é uma exceção. Numa tentativa de revelar mais literatura para este estudo, a "paralisia cerebral" é um tema que necessita de mais atenção.

2.2 Paralisia Cerebral; Significado, Factos, Diagnóstico e Tratamentos

De acordo com o CDC (2021), a paralisia cerebral refere-se a um grupo de doenças neurodegenerativas que começam na primeira infância e causam vários graus de deficiência motora, incapacidade física e défices posturais e de coordenação no indivíduo afetado. Com origem em duas palavras: "cerebral" (cérebro) e "paralisia" (problema ou fraqueza muscular), a paralisia cerebral é o desenvolvimento anormal do cérebro. Ali, Bhat, Ahmed e Ahmed (2022) afirmaram que a paralisia cerebral (PC) foi originada por William Little no ano de 1861 como uma forma de explicar o "distúrbio de desenvolvimento das crianças". De acordo com Graham et al. (2016), a paralisia cerebral (PC) é uma deficiência que muitas vezes vem com a necessidade de mostrar cuidado às pessoas que lutam com ela, pois precisam sempre de ajuda durante toda a sua vida; e a maioria das pessoas que vivem com a deficiência ou distúrbio foram frequentemente confrontadas com lesões cerebrais quando no útero ou mesmo causadas por uma gestão inadequada da gravidez. Tudo isto aponta para o facto de a paralisia cerebral ser uma das perturbações que necessitam de identificação e atenção precoces como forma de ajudar as pessoas que vivem com esta deficiência (Brandenburg et al., 2019; Chin, Gwynn, Robinson, & Hoon, 2020; Novak et al., 2020). Alguns dos fatos sobre os distúrbios incluem o fato de que em cada 500 nascimentos em todo o mundo, um paciente com paralisia cerebral nasce com prevalência em um país como o Reino Unido (CP Foundation, 2022).

Foi também acrescentado que, em cada 345 crianças em todo o mundo, uma delas vive com Paralisia Cerebral (PC) (Centros de Controlo e Prevenção de Doenças, 2021). Na mesma linha, cerca de 85% das pessoas que vivem com Paralisia Cerebral (PC) também têm PC espástica - isto significa que têm os músculos rígidos devido a movimentos desajeitados. Verificou-se também que há mais crianças negras que sofrem de paralisia cerebral (PC) do que brancas (Centros de Controlo e Prevenção de Doenças, 2021). No entanto, foi demonstrado que mais de 60% das crianças que vivem com esta doença conseguem andar sozinhas com apoio. No mesmo risco, um dos principais riscos com a Paralisia Cerebral (PC) é o facto de estar altamente ligada a danos cerebrais que resultam da Paralisia Cerebral (PC) congénita com base em factores como; nascer demasiado cedo, nascer demasiado pequeno; nascer um gémeo ou outros nascimentos múltiplos, ser concebido por fertilização in vitro ou outra tecnologia de reprodução assistida; nascer de uma mãe que sofre de infeção durante o período de gravidez e muitos mais (Fundação CP, 2022).

Pelo contrário, a causa da Paralisia Cerebral (PC) em muitas crianças é frequentemente desconhecida (Fundação CP, 2022). A isto acresce o facto de as pessoas que vivem com esta doença necessitarem de viver numa comunidade ativa onde possam manter-se activas e empenhadas (Centers for Disease Control and Prevention, 2021).

Num estudo realizado por Graham et al (2016), observou-se que o tipo de gestão clínica de que as pessoas que vivem com PC necessitam é uma maior participação em actividades que possam ajudá-las a gerir melhor as condições - e isto numa tentativa de garantir que a perturbação não se agrave com problemas como a luxação da anca, escoliose, dificuldades de alimentação, epilepsia, etc. É por isso que, mesmo quando a doença é identificada, é necessário prestar atenção e tratamento rápidos para evitar todas as outras formas de deficiência ou doenças que possam querer aparecer. Graham et al (2016), no seu estudo, revelaram que os mecanismos de gestão que podem ajudar a melhorar o estado das pessoas que sofrem da doença incluem a gestão das co-morbilidades médicas; a melhoria das funções neurológicas durante o desenvolvimento precoce; a gestão das fraquezas e da hipertonia; o desporto e a gamificação, a utilização de tecnologias de reabilitação para a melhoria da função motora; a prevenção de problemas músculo-esqueléticos secundários e muitos mais (Graham et al., 2016). Isso é observado sem conexão com as descobertas de Yi, Jung e Bang (2019); "Questões emergentes na paralisia cerebral associada ao envelhecimento: A Physiatrist Perspective". Foi sublinhado que os adultos que não têm tratamentos precoces podem ser rapidamente expostos a outros desafios de saúde adicionais enquanto percorrem esse caminho. Na mesma linha, o declínio dos cuidados de saúde e dos serviços do ambiente em que este tipo de pessoas se encontra não é alheio à forma como tendem a gerir a doença (Yi et al., 2019). Isso mostra que a PC é um distúrbio que precisa de atenção máxima para não se deteriorar (Brandenburg et al., 2019; Chin, Gwynn, Robinson, & Hoon, 2020; Novak et al., 2020).

Em sintonia com o acima mencionado, Padmakar, kumar e Parveen (2018) realizaram um estudo sobre "Gestão e Tratamento da Paralisia Cerebral em Crianças" utilizando o método secundário de investigação. Foi reafirmado no estudo que cerca de 80% das crianças que vivem com PC vivem com PC espástica - e que o tratamento dessas crianças não é uma forma de mudar sua condição, mas de fornecer ajuda para que possam gerenciá-la melhor (Padmakar, kumar, & Parveen, 2018). Foi afirmado que um dos principais desafios que uma criança com PC tem é a mobilidade independente - e é por isso que eles devem ser assistidos (Padmakar et al., 2018). O tratamento para eles deve ser para melhorar a mobilidade, bem como a sua qualidade de vida. Padmakar, kumar e Parveen (2018) salientaram que o principal objetivo da ajuda prestada às pessoas que vivem com PC não é proporcionar uma cura, mas sim melhorar as capacidades, promover a independência, melhorar a interação social e aumentar a funcionalidade e manter a saúde em termos de desenvolvimento cognitivo e locomoção. Noutro estudo de Ali, Bhat, Ahmed e Ahmed (2022), foi acrescentado que a gestão adequada da PC deve ser analisada antes de se tornar crítica e difícil de gerir. Na mesma linha, a anormalidade da função motora pode levar a outras anormalidades da função motora, como andar, deixar cair coisas, caligrafia ruim e muito mais (Ali, Bhat, Ahmed, & Ahmed, 2022).

Tendo em conta a revisão em curso, algumas das formas de ajudar as pessoas que sofrem de Paralisia Cerebral (PC) incluem terapias, procedimentos cirúrgicos e outros tratamentos (Brandenburg et al., 2019). As terapias incluem fisioterapia, terapia ocupacional, terapia da fala e da linguagem e terapia recreativa (Brandenburg et al., 2019). Os procedimentos cirúrgicos incluem a cirurgia ortopédica, em que os doentes com deformidades ou contraturas graves necessitam de operações cirúrgicas nas articulações ou nos ossos para colocar as pernas, os braços, as ancas, a coluna vertebral ou nas posições corretas (Novak et al., 2020). O corte de fibras nervosas ou a rizotomia dorsal selectiva também pode ser uma das soluções para a PC (Novak et al., 2020). Outros tratamentos e medicamentos podem ser recomendados para a osteoporose, problemas de sono, audição, problemas de saúde mental, alimentação e nutrição, incontinência urinária, saúde oral, visão, dor, convulsões e muitos mais (Chin, Gwynn, Robinson, & Hoon, 2020). Em todos estes casos, a fisioterapia e a terapia recreativa produziram resultados mais positivos e esta é uma das razões pelas quais as actividades desportivas e a gamificação provaram ser ferramentas eficazes para ajudar as pessoas que vivem com PC (Novak et al., 2017).

2.3 Conceptualização da Gamificação

A gamificação tem sido vista de forma diferente por vários autores, sendo basicamente o envolvimento de princípios de jogos e de design de jogos em contextos que não são de jogos. A gamificação também pode ser vista como actividades e processos desportivos que podem ser jogados sob a forma de um jogo. De acordo com Whittinghill e Brown (2014), a gamificação é uma ferramenta que contribuiu imensamente para o tema da PC. Na mesma linha, a gamificação é uma técnica que está empenhada em motivar e influenciar a atitude das pessoas.

Num estudo realizado por Mazéas, Duclos, Pereira e Chalabaev (2020) sobre "A gamificação melhora a atividade física? A systematic review and meta- analysis", verificou-se que a gamificação serviu como uma intervenção significativa para pessoas com deficiência e ajudou a promover o comportamento de saúde das pessoas. O estudo recomendou que a gamificação é uma atividade globalmente aceitável e deve ser envolvida no processo de criação de uma intervenção de cuidados de saúde para as pessoas que dela necessitam (Mazéas, Duclos, Pereira, & Chalabaev, 2020). Foi ainda referido que, para além de ter uma deficiência, a gamificação é útil no processo de desenvolvimento das capacidades de cada um, bem como para viver uma vida saudável (Mazéas et al., 2020).

Whittinghill e Brown (2014) acrescentaram que a gamificação não é um conceito novo quando se fala de PC. É uma mecânica de jogo de princípio que é aplicada na criação de um ambiente terapêutico para pessoas com PC, incluindo ferramentas de exercício como cintos de peso, dynabands, halteres e muitos mais. Esta é uma das razões pelas quais o equilíbrio da Nintendo Wii pode servir como uma forma de jogo se for utilizado no computador. Alguns outros exemplos de gamificação incluem um jogo de salvamento de vidas guiado por uma história, jogos desportivos, um questionário gamificado com distintivos e muitos outros. Algumas das vantagens da gamificação incluem aprender e divertir-se, dependência da aprendizagem, actividades desportivas, aumento da participação nos desportos e muito mais (Koivisto & Hamari, 2019).

Mais ainda, Altmeyer, Lessel, Waqar e Krüger (2021) conceberam um conjunto de diretrizes na tentativa de aumentar a persuasão dos objectivos de realização para a atividade física, e isto inclui focar na mudança, evitar a arbitrariedade, focar na transparência, evitar o sobretreino e muito mais no processo de gamificação. Foi acrescentado que a ideia da gamificação é que os utilizadores se sintam motivados, ganhem aptidão física e se auto-aperfeiçoem (Altmeyer, Lessel, Waqar, & Krüger, 2021).

Mais ainda, a participação em actividades de gamificação entre pessoas com necessidades especiais é uma forma de recompensa extrínseca (Sardi, Idri, & Fernández-Alemán, 2017). Este facto alinha-se com um relatório da Clínica Internacional de Reabilitação (2022) intitulado; "Serious gaming helps people with Cerebral Palsy", onde se observou que a aplicação mais alargada da gamificação entre pessoas que vivem com PC ajuda na motivação e reabilitação adequadas das pessoas. Na mesma linha, é uma forma de validação clínica tanto para os terapeutas como para os seus pacientes (Clínica Internacional de Reabilitação, 2022).

2.4 Actividades físicas e gamificação na ajuda a pessoas com paralisia cerebral

As actividades físicas, também conhecidas como actividades desportivas, têm sido consideradas como algumas das actividades necessárias para o desenvolvimento holístico das pessoas, que podem incluir caminhadas (recreativas), fitness ou ginásio, corrida ou atletismo, natação, ciclismo, caminhadas no mato, futebol, ioga e uma lista de outras. As actividades desportivas são ferramentas importantes que não são necessárias apenas para um conjunto de pessoas que têm problemas de saúde, mas para todos os que precisam de estar em forma (Koivisto & Hamari, 2019). Isto é evidente em algumas das vantagens do desporto, que incluem um sono melhor, o desenvolvimento de um coração forte, a melhoria da função pulmonar, o aumento da confiança, a redução do stress, a melhoria da saúde mental e uma lista de outras (Koivisto & Hamari, 2019).

Noutro estudo intitulado; "A Long-Term Investigation on the Effects of (Personalized) Gamification on Course Participation in a Gym" por Altmeyer, Schubhan, Krüger e Lessel (2021), verificou-se que a gamificação é útil para o fitness, bem como ajuda no aumento da participação entre as pessoas, o que também produz um efeito positivo no seu desenvolvimento de saúde. O estudo observou que a gamificação é uma atividade desportiva de longo prazo que é útil tanto para as pessoas que vivem com deficiência como para as que vivem sem qualquer tipo de deficiência (Altmeyer, Schubhan, Krüger, & Lessel, 2021). Na mesma linha, Altmeyer, Schubhan, Krüger e Lessel (2021) acrescentaram que a aplicação da gamificação a uma condição de saúde deve ser feita através do envolvimento do conjunto correto de jogos adequados necessários para a condição física da pessoa em questão. Num estudo relacionado, Hurych (2021) colocou uma questão; "Poderá a gamificação apresentar um tópico significativo para a Filosofia do Desporto?" ao envolver o método secundário de investigação (Hurych, 2021). O estudo concluiu que a gamificação é um processo que faz parte dos desenvolvimentos tecnológicos no mundo atual e que não é alheio à motivação dos seus jogadores e participantes no mundo da imaginação e das fantasias. Na mesma linha, é uma simulação de actividades físicas úteis para pessoas com ou sem necessidades especiais (Hurych, 2021).

Num estudo mais intensivo (Lopes et al., 2018) intitulado; "Jogos utilizados com objectivos sérios: A Systematic Review of Interventions in Patients With Cerebral Palsy", verificou-se que a gamificação é uma forma de terapia convencional para pessoas que vivem com PC - foi acrescentado que o jogo ajuda no processo de reabilitação e na promoção do envolvimento do paciente nas diferentes formas de terapia a que foram expostos (Lopes et al., 2018). Num estudo semelhante sobre "o nível de avaliação da eficácia da gamificação na atividade física: revisão sistemática e meta-análise de ensaios clínicos randomizados", foi revelado que a gamificação é uma ferramenta eficaz para a intervenção comportamental, mas não garante uma mudança permanente de comportamento entre os participantes (Mazéas, Duclos, Pereira, & Chalabaev, 2022). Noutro estudo (Sardi et al., 2017) sobre a revisão sistemática da gamificação na e-Saúde, verificou-se que a gamificação tem sido capaz de construir uma solução de e-saúde na indústria da saúde e tem servido como efeitos psicológicos eficazes nos participantes.

Num estudo semelhante ao da Clínica Internacional de Reabilitação (2022), Whittinghill e Brown (2014) investigaram a "Gamificação da Fisioterapia para o Tratamento da Paralisia Cerebral Pediátrica: A Pilot Study Examining Player Preferences" e mostraram que a incorporação de jogos ajuda as crianças com PC a ter melhores experiências - notou-se que um protótipo de gamebot, por exemplo, ajuda na promoção do alongamento do tornozelo para essas crianças (Whittinghill & Brown, 2014). Numa revisão sistemática sobre a tecnologia de jogos para a neuro-reabilitação pediátrica, verificou-se que a gamificação ajuda a uma reabilitação eficaz e à monitorização neurológica das pessoas com necessidades especiais (Iosa, Verrelli, Gentile, Ruggieri, & Polizzi, 2022). Mais ainda, num estudo intitulado; "Gamificação em aplicações desportivas: os determinantes da motivação dos utilizadores", Bitrián, Buil, e Catalán (2020) descobriram que a gamificação ajuda a resolver as necessidades psicológicas básicas das pessoas com necessidades físicas, tais como autonomia, relacionamento e competência. Além disso, verificou-se que a gamificação ajuda a motivação autónoma entre os participantes (Bitrián, Buil, & Catalán, 2020). Num estudo sobre "O Efeito de um Programa de Reabilitação Gamificado mediado por Realidade Virtual nas Funções da Extremidade Superior em Crianças com Paralisia Cerebral Hemiplégica" (Menekseoglu, Capan, Arman, & Aydin, 2022)(Menekseoglu, Capan, Arman & Aydin, 2022), verificou-se que os jogos num grupo de realidade virtual ajudam as pessoas que vivem com PC a aumentar a supinação, a pronação, a flexão do pulso, a flexão dos dedos, bem como a qualidade de vida. Estudos (Xu et al., 2022) sobre "os efeitos de intervenções de gamificação baseadas na saúde na participação em atividade física" mostraram que a gamificação aumenta a motivação entre adultos que vivem com deficiências.

2. 5Placa de equilíbrio Wii da Nintendo ; significado e funções na abordagem da PC

A prancha de equilíbrio Nintendo Wii tem vindo a ganhar grande importância na gestão da PC entre as pessoas, bem como noutras deficiências relacionadas. Nesta secção, revelam-se diferentes estudos que foram realizados neste sentido. Num estudo realizado por Gatica-Rojas et al. (2016), procurou-se responder à questão de investigação intitulada "A Nintendo Wii Balance Board melhora o equilíbrio em pé? A randomised controlled trial in children with cerebral palsy" (Um ensaio aleatório controlado em crianças com paralisia cerebral), verificou-se que as crianças com hemiplegia espástica (SHE) beneficiavam principalmente da utilização da Nintendo Wii Balance Board, uma vez que esta ajuda a melhorar o seu equilíbrio. De um modo geral, o estudo mostrou que o dispositivo Nintendo Wii Balance Board tem uma elevada tendência para melhorar o equilíbrio em pé de pacientes com paralisia cerebral (Gatica-Rojas et al., 2016). Noutro estudo, que foi mais uma revisão sistemática e meta-análise sobre "Nintendo Wii Balance Board therapy for postural control in children with cerebral palsy", foi revelado que a Nintendo Wii Balance Board provou ser mais eficaz do que a fisioterapia convencional (CPT), uma vez que ajudou a longo prazo o equilíbrio eficaz e dinâmico entre as crianças que vivem com PC (Montoro-Cárdenas et al., 2021). Além disso, o estudo mostrou que a adoção da Nintendo Wii Balance Board é uma ferramenta transformadora que ajuda a qualidade de vida a longo prazo das crianças com PC (Montoro-Cárdenas et al., 2021).

Gatica-Rojas, Cartes-Velásquez, et al. (2017), em seu estudo utilizando um protocolo de ensaio clínico randomizado, com foco na "eficácia de um programa de exercícios com a prancha de equilíbrio Nintendo Wii no equilíbrio em pé de crianças com paralisia cerebral", revelaram que a terapia Wii (W-t) apresentou resultados mais significativos no auxílio ao tratamento de pessoas que vivem com PC em comparação com a terapia convencional (C-t) (Gatica-Rojas, Cartes-Velásquez, et al., 2017). O estudo, embora tenha sido realizado entre pacientes chilenos com PC, os dispositivos Nintendo Wii Balance Board produziram efeitos mais positivos no fornecimento de intervenção de saúde entre crianças que vivem com PC em comparação com a terapia convencional (Gatica-Rojas, Cartes-Velásquez, et al., 2017). Num estudo muito semelhante ao de Gatica-Rojas, Cartes-Velásquez, et al. (2017), verificou-se que as crianças com paralisia cerebral atáxica puderam ser expostas a um treino físico equilibrado com a ajuda do Wii Balance Board. Por conseguinte, a pergunta sobre o "efeito da utilização do Wii Balance Board no equilíbrio funcional de crianças com paralisia cerebral atáxica" revelou que o Wii Balance Board é útil para crianças com paralisia cerebral atáxica (Shakiba, Fatorehchy, Pishyareh, Vahedi, & Hosseini, 2021). Foi ainda revelado que o ensino do Nintendo Wii Balance Board como uma habilidade para a paralisia cerebral atáxica continua a ser a parte desafiadora do uso e adoção de tecnologia entre esses pacientes (Shakiba et al., 2021).

Num estudo sobre "Mudança no equilíbrio funcional após um programa de exercícios com a Nintendo Wii em pacientes latinos com paralisia cerebral: uma série de casos", Cartes-Velásquez, Mendez-Rebolledo, Olave-Godoy e Villalobos-Rebolledo (2016) descobriram que a Nintendo Wii Balance Board proporcionou um equilíbrio funcional e dinâmico entre os pacientes latinos com paralisia cerebral. A tecnologia demonstrou ser significativa na criação de algumas formas de intervenção para pacientes latinos com paralisia cerebral (Cartes-Velásquez, Mendez-Rebolledo, Olave-Godoy, & Villalobos-Rebolledo, 2016). Na mesma linha, foi revelado que a integração do programa de exercícios com a adoção do Nintendo Wii-Fit Balance Board ajudou a melhorar o equilíbrio e a deambulação de crianças com paralisia cerebral (Cooper & Williams, 2017). Noutro estudo sobre o "Efeito do treino da Wii na função da mão em crianças com paralisia cerebral hemiplégica", verificou-se que o treino da Wii com o auxílio da Nintendo Wii Balance Board levou a um aumento da força de preensão e à diminuição da espasticidade em crianças com paralisia cerebral hemiplégica (El-Shamy & El-Banna, 2018). Noutro tema em sintonia com o que está em curso, Lee et al. (2016) realizaram um estudo utilizando jogos de saúde como forma de reabilitação para a paralisia cerebral infantil. Lee et al. (2016) constataram que a principal vantagem desta tecnologia é que, para além de ser eficaz, pode ser utilizada em casa e no conforto do lar. Foi acrescentado que a tecnologia de jogos é uma das formas pelas quais as crianças podem facilmente efetuar a sua terapia nas suas diferentes casas (Lee et al., 2016).

Noutro estudo, intitulado "Using the Wii Fit as a tool for balance assessment and neuro-rehabilitation: the first half-decade of "Wii-search"", Goble et al. (2014) concluíram que a prancha de equilíbrio da Nintendo Wii é uma ferramenta de neurorreabilitação eficaz e uma forma de intervenção de equilíbrio para pessoas com deficiência. Verificou-se que, através da utilização de aplicações personalizadas e de jogos Wii Fit, a capacidade de equilíbrio das pessoas com deficiências, como a PC, é alcançada (Goble et al., 2014). Assim, a tecnologia ajuda no processamento sensório-motor, na ponderação do feedback sensorial, no fortalecimento dos músculos e muito mais (Goble et al., 2014). No entanto, a utilização da Wii Balance Board e o nível de utilização dependem de diferentes factores, como a idade do doente, a composição corporal e a medicação atual. Isto está em consonância com o estudo de Albiol-Pérez, Gil-Gómez, Alcañiz, Llorens e Colomer (2012) sobre a "Utilização do sistema de prancha de equilíbrio Wii na reabilitação vestibular". Verificou-se que o sistema Wii balance board é uma ferramenta de reabilitação eficaz para pacientes com distúrbios vestibulares. A isto junta-se o facto de a tecnologia ter sido útil em doentes com PC (Albiol-Pérez, Gil-Gómez, Alcañiz, Llorens, & Colomer, 2012). Noutro estudo, as crianças com PC consideraram a tecnologia eficaz juntamente com a utilização de jogos de realidade virtual para uma rápida reabilitação e tratamento (Farr et al., 2021).

CAPÍTULO TRÊS

METODOLOGIA

Este capítulo abrange a metodologia do estudo que ajudará os processos de recolha e análise de dados. Inclui a filosofia de investigação, a abordagem de investigação, a estratégia de investigação, a escolha do método e as técnicas de recolha de dados.

3.1 Conceção do estudo

Trata-se da natureza do estudo a ser realizado com base nos objectivos do estudo (Park et al., 2019). O estudo envolveu a utilização do método descritivo de recolha de dados utilizando os meios secundários. Este desenho é útil para poder determinar a causa e o efeito da medição da eficácia da prancha de equilíbrio Nintendo Wii sobre a terapia habitual para pacientes com paralisia cerebral; com base numa revisão de estudos que foram realizados por outros investigadores.

3.2 Filosofia da investigação

Trata-se da compreensão do âmbito e da natureza da investigação em conjunto com os objectivos da investigação (Saunders et al., 2019). Este estudo baseia-se em diferentes filosofias que ajudaram no processo de recolha, interpretação, discussão e resumo dos dados. Estas filosofias são o pragmatismo, o positivismo, o realismo e o interpretativismo (Park et al., 2019). Estas são discutidas a seguir.

O pragmatismo foi adotado neste estudo através da conceção de planos e procedimentos viáveis para o processo de recolha de dados. Isto ajudou o investigador a ser capaz de fornecer perguntas aos objectivos da investigação com base no acesso a dados secundários (Kaushik et al., 2019). Utilizando os métodos qualitativos e quantitativos de recolha de dados, a filosofia de investigação do pragmatismo foi adoptada no estudo.

A filosofia de investigação do positivismo foi adoptada no estudo, assegurando que apenas os dados relevantes para os objectivos do estudo fossem analisados. Isto ajudou a orientar o foco do estudo, que inclui: a viabilidade da prancha de equilíbrio da Nintendo Wii nos programas de reabilitação fisioterapêutica com uma população de crianças com paralisia cerebral; os efeitos da prancha de equilíbrio da Nintendo Wii no nível de capacidade física de pacientes com paralisia cerebral; os efeitos da prancha de equilíbrio da Nintendo Wii no desempenho motor grosseiro e no funcionamento diário de crianças com paralisia cerebral; bem como as limitações da prancha de equilíbrio da Nintendo Wii como ferramenta terapêutica em crianças com paralisia cerebral. Todos estes temas foram investigados individualmente, analisados e apresentados no quarto capítulo do estudo.

A filosofia de investigação realista foi adoptada na investigação, assegurando que os dados fossem recolhidos de forma objetiva. Neste caso, o investigador certificou-se de que não manipulava os dados recolhidos, mas que assegurava um sistema de informação objetivo.

O estudo envolveu o interpretativismo através da discussão exaustiva dos resultados. Isto foi feito através da criação de inferências com a revisão da literatura que se alinha com a questão de investigação. Isto ajudou a grande discussão e a análise sistemática dos resultados.

3.3 Métodos de investigação

Isto tem a ver com os diferentes métodos que podem ser utilizados num estudo, que incluem meios qualitativos e quantitativos de recolha de dados. A utilização de ambos os métodos é designada por "métodos mistos". No presente estudo, foram adoptados ambos os métodos para a exploração dos dados. A lógica subjacente a estes métodos é assegurar que diferentes estudos, independentemente dos seus métodos de análise de dados, sejam envolvidos no estudo. Ou seja, os estudos que foram analisados utilizando caraterísticas não numéricas e os que utilizaram caraterísticas numéricas foram incluídos no estudo. No entanto, é de notar que a maioria dos estudos analisados nesta investigação foi efectuada utilizando métodos primários, descritivos e de análise de regressão.

3.4 Recolha de dados secundários

O método secundário de recolha de dados é o oposto direto do método primário. Neste estudo, o método secundário é utilizado quando a investigação consegue ter acesso a dados adequados (Johnston, 2014). Assim, este estudo adoptou a investigação documental, também conhecida como literatura sistemática, no processo de recolha de dados que estão de acordo com os objectivos do estudo. Os dados foram, portanto, recolhidos através de revistas, livros, fontes online e muitos outros. Algumas das áreas focadas no estudo incluem: o papel da prancha de equilíbrio Nintendo Wii entre as crianças com paralisia cerebral; a prancha de equilíbrio Nintendo Wii e o seu efeito nas capacidades físicas das crianças; a prancha de equilíbrio Nintendo Wii e o seu efeito no desempenho motor grosso das crianças; e muitas outras. Algumas das principais vantagens deste método são o facto de o investigador ter tido acesso a um grande número de dados e informações; a gestão do tempo na tentativa de realizar ensaios clínicos; a análise intensiva de estudos anteriores e muito mais.

3.5 Abordagem(s) da investigação

As abordagens de investigação baseiam-se em duas rodas que incluem abordagens dedutivas e indutivas. Neste estudo, foram utilizadas ambas as abordagens (Woiceshyn & Daellenbach, 2018). Estas são discutidas em conjunto com o estudo, como se segue.

A abordagem dedutiva é um raciocínio lógico de investigação que parte de ideias "gerais" para "conclusões" específicas. Por conseguinte, esta abordagem foi visível na triagem de dados de diferentes estudos e materiais, a fim de destacar pontos e factos que se alinham com os objectivos da investigação. A abordagem dedutiva contribuiu para que a investigação fosse capaz de ler e estudar a partir de uma vasta fonte e, em seguida, tirar conclusões viáveis para o estudo.

A abordagem indutiva é o oposto da abordagem dedutiva, em que as conclusões são tiradas do específico para o geral. Por conseguinte, neste estudo foi efectuada uma discussão do estudo para tornar as conclusões mais sólidas, sistemáticas e analíticas.

3.6 Estratégia de pesquisa

Trata-se de uma estratégia em que a recolha de dados é feita de forma sistemática; é o processo de obtenção de dados para um estudo (Bramer, Jonge, Rethlefsen, Mast, & Kleijnen, 2018). Neste estudo, algumas das fontes online que auxiliaram o processo de recolha de dados incluem PubMed, Science Diret, Research Gate, Google Scholar e CINAHL. Neste caso, as páginas de confiança e online foram ordenadas e os dados foram bem citados e adequadamente referenciados. Alguns dos factores que foram considerados na procura de dados incluem: a natureza dos artigos, os anos de publicação e a língua de publicação. Para o efeito, só foram consideradas para o discurso as revistas que têm resumos e foram utilizados artigos recentes, com pelo menos 10 anos. Na mesma linha, apenas foram considerados artigos escritos em língua inglesa.

3.7 Análise de dados

Para este estudo foram considerados os meios temáticos de análise de dados. Neste caso, os dados foram ordenados e organizados em temas, de acordo com os objectivos específicos do estudo. A análise crítica dos resultados foi igualmente efectuada em paralelo com a discussão das conclusões.

3.8 Considerações éticas

Este é o processo de assegurar que todos os participantes previstos estão bem informados antes de serem envolvidos no estudo. Ao contrário do método primário de recolha de dados, em que não são tomadas medidas coercivas no processo de recolha de dados. O investigador também se certifica de que não é cometida qualquer forma de plágio no estudo. Na mesma linha, foram efectuadas citações e referências adequadas.

CAPÍTULO QUATRO

RESULTADOS E DISCUSSÃO DAS CONCLUSÕES

O capítulo contém os resultados e uma discussão das conclusões do estudo. Isto foi feito através da revisão crítica de estudos que se alinham com os objectivos do estudo.

4.1 Resultados e interpretações

Primeira questão de investigação: Qual é a viabilidade da utilização da prancha de equilíbrio Nintendo Wii nos programas de reabilitação fisioterapêutica com uma população de crianças com paralisia cerebral?

A viabilidade da prancha de equilíbrio Nintendo Wii nos Programas de Reabilitação Fisioterapêutica com uma população de crianças com Paralisia Cerebral

Num estudo realizado por Gatica-Rojas, Cartes-Velásquez, et al. (2017), foi relatado que a prancha de equilíbrio Nintendo Wii nos programas de reabilitação de fisioterapia entre crianças é viável. O estudo envolveu um programa de exercícios sistemáticos entre crianças com paralisia cerebral. O principal objetivo do estudo era melhorar a postura de crianças com PC, uma vez que o programa era facilmente transferível para centros de reabilitação e fisioterapeutas (Gatica-Rojas, Cartes-Velásquez, et al., 2017). Utilizando uma prancha de equilíbrio da Nintendo Wii, a reabilitação fisioterapêutica foi considerada viável entre as crianças. A viabilidade da terapia demorou cerca de 4 semanas (Gatica-Rojas, Cartes-Velásquez, et al., 2017).

Num outro estudo de Montoro-Cárdenas et al. (2021), foi realizada uma revisão sistemática e uma meta-análise sobre a terapia com a Nintendo Wii Balance Board como ferramenta para o controlo postural em crianças com paralisia cerebral. O estudo relatou que a prancha de equilíbrio Nintendo

Wii nos programas de controlo postural entre crianças é viável. O estudo efectuou uma revisão sistemática do programa de exercícios para crianças com paralisia cerebral. O principal objetivo do estudo é melhorar o controlo postural através da utilização de ensaios aleatórios controlados (RCT) em crianças (Montoro-Cárdenas et al., 2021). A avaliação foi efectuada com o One Leg Stance Test, o Go Test, o Timed Get Up e a Pediatric Balance Scale. O estudo mostrou que a prancha de equilíbrio Nintendo Wii na Reabilitação Fisioterapêutica entre crianças que vivem com PC era possível (Montoro-Cárdenas et al., 2021).

Num estudo relacionado de Gatica-Rojas et al. (2016), foi realizado um ensaio controlado aleatório em crianças com paralisia cerebral como forma de melhorar o equilíbrio em pé utilizando a Nintendo Wii Balance Board. O estudo revelou que é viável para melhorar o equilíbrio em pé das crianças. A conceção utilizada no estudo incluiu um ensaio clínico controlado, uma Nintendo Wii balance board aleatória, grupos paralelos, pares emparelhados e dois braços, respetivamente (Gatica-Rojas et al., 2016). Embora o estudo tenha sido realizado com crianças e adolescentes, a utilização da prancha de equilíbrio Nintendo Wii e o tratamento de 2 a 6 semanas foram viáveis (Gatica-Rojas et al., 2016). O exercício foi realizado três vezes por semana e foi relatado como exequível e transferível entre as crianças. Numa tentativa de verificar a eficácia pós-tratamento do dispositivo, foram acrescentadas mais duas semanas à intervenção (Gatica-Rojas et al., 2016).

Gordon, Roopchand-Martin e Gregg (2012) efectuaram um estudo piloto em países em desenvolvimento utilizando a Nintendo Wii Balancing como ferramenta de reabilitação entre crianças com PC. O estudo foi realizado com o objetivo de testar o nível de viabilidade e exequibilidade da Nintendo Wii Balancing entre as crianças e a intervenção foi relatada após 6 semanas de intervenção. O treino com a Nintendo Wii teve lugar duas vezes por semana e foi considerado eficaz entre as crianças (Gordon, Roopchand-Martin, & Gregg, 2012). Foram utilizados três jogos: Ténis, Basebol e Wii Sports Boxing. Através da adoção da Gross Motor Function

Measure (GMFM), foi testada a função motora grossa (Gordon et al., 2012). A maioria das crianças envolvidas no estudo tinha entre 6 e 12 anos de idade e muitas delas foram diagnosticadas com PC discinética. No entanto, uma das crianças abandonou o estudo após 4 semanas de treino (Gordon et al., 2012).

Noutro estudo de Ravi, Kumar e Singhi (2017), foi efectuada uma revisão sistemática actualizada baseada em provas sobre "a eficácia da reabilitação em realidade virtual para crianças e adolescentes com paralisia cerebral". Embora os adolescentes também tenham participado do estudo, a reabilitação com realidade virtual foi relatada de forma visível entre as crianças. O estudo contou com a participação de um total de 369 participantes, com base nos artigos revelados que incluíam crianças e adolescentes (Ravi, Kumar, & Singhi, 2017). O estudo indicou que a reabilitação em realidade virtual, incluindo o treino virtual da Nintendo Wii, é uma ferramenta viável e potencialmente vantajosa para o tratamento de crianças com paralisia cerebral (Ravi et al., 2017).

Foi efectuada uma avaliação da terapia de realidade virtual em casa entre crianças com paralisia cerebral através da viabilidade de um ensaio controlado aleatório (Farr et al., 2021). O estudo demonstrou que a utilização da Nintendo Wii balance board nos programas de reabilitação de fisioterapia numa população de crianças com Paralisia Cerebral era viável (Farr et al., 2021). A avaliação decorreu durante um período de 12 semanas em que as crianças estiveram envolvidas num programa de actividades individualizado e foram informadas para seguirem instruções de treino simples apoiadas por fisioterapeutas (Farr et al., 2021). Apenas crianças com Paralisia Cerebral ambulatória participaram no estudo e tinham idades compreendidas entre os 5 e os 16 anos. A avaliação da viabilidade da intervenção foi efectuada através da utilidade dos instrumentos de medição, do recrutamento e da adesão (Farr et al., 2021).

Noutro estudo, Goyal, Vardhan, Naqvi e Arora (2022) investigaram o "efeito da realidade virtual e do feedback háptico na função da extremidade superior e na independência funcional em crianças com paralisia cerebral hemiplégica: um protocolo de investigação". No estudo, apenas foram envolvidas crianças com paralisia cerebral hemiplégica, 36 das quais durante um período de 6 semanas (Goyal, Vardhan, Naqvi, & Arora, 2022). As crianças tiveram sessões de treino de uma hora por dia, utilizando o "teste da caixa e do bloco" (BBT) e o "teste do pino de nove buracos" (9HPT) como resultado primário (Goyal et al., 2022). O estudo foi relatado como tendo independência funcional na melhoria da intervenção de RV entre as crianças em comparação com as terapias convencionais; daí a viabilidade da intervenção (Goyal et al., 2022).

Jelsma, Pronk, Ferguson e Jelsma (2012) realizaram um estudo sobre o efeito da Nintendo Wii Fit na função de controlo do equilíbrio motor grosseiro de crianças que vivem com PC. O tipo de crianças envolvidas no estudo eram as que viviam com paralisia cerebral hemiplégica espástica (Jelsma, Pronk, Ferguson, & Jelsma, 2012). As crianças que participaram no estudo tinham idades compreendidas entre os 7 e os 14 anos, pertenciam a duas escolas e foram identificadas por fisioterapeutas. As crianças que tinham acesso à consola Nintendo Wii em casa foram excluídas do estudo (Jelsma et al., 2012). A intervenção ocorreu quatro vezes por semana por um período de 25 minutos por sessão (Jelsma et al., 2012). A intervenção foi relatada como visível, viável e exequível para as crianças (Jelsma et al., 2012).

Na mesma linha, Chiu, Ada e Lee (2018) realizaram um estudo exequível sobre "Treino de equilíbrio e mobilidade em casa utilizando o Wii Fit em crianças com paralisia cerebral". Participaram no estudo 20 crianças com idades compreendidas entre os 6 e os 12 anos, durante um período de 8 semanas (Chiu, Ada, & Lee, 2018). A viabilidade foi determinada pela aceitabilidade e segurança, desempenho e adesão. Outros resultados foram baseados clinicamente, incluindo equilíbrio, mobilidade e força (Chiu et al., 2018). O treinamento foi realizado em casa por um período de 8 semanas e foi relatado como eficaz e transferível (Chiu et al., 2018).

Para o efeito, os resultados dos estudos analisados são apresentados nos quadros seguintes, a fim de mostrar os efeitos da prancha de equilíbrio

Nintendo Wii nos níveis de capacidade física dos pacientes com paralisia cerebral. Na mesma linha, foram também apresentados outros estudos que se alinham com a eficácia da prancha de equilíbrio Nintendo Wii no desempenho motor geral e no funcionamento diário de crianças com paralisia cerebral, respetivamente.

Segunda questão de investigação: Quais são os efeitos da prancha de equilíbrio Nintendo Wii nos níveis de capacidade física dos pacientes com paralisia cerebral?

Resultados sobre os efeitos da prancha de equilíbrio Nintendo Wii nos níveis de capacidade física de pacientes com paralisia cerebral

Estudos	Métodos, concepções e pormenores adicionais	Resultados	Interpretação dos resultados
Gatica-Rojas, Cartes-Velásquez, et al. (2017),	Programa de exercícios sistemáticos, reabilitação fisioterapêutica para melhorar a postura de crianças com PC e um período de 4 semanas.	Foi registada uma diferença média de 21,5 cm para o centro de pressão no Wii balancing, o que produziu um resultado eficaz em comparação com a terapia convencional.	A reabilitação da fisioterapia foi melhorada com o Wii balancing, ao contrário da terapia convencional.
Gatica-Rojas et al. (2016)	Nintendo Wii balance board para grupos paralelos aleatórios, pares emparelhados e dois braços, respetivamente, durante um período de 2 a 6 semanas.	A Wii-terapia reduziu significativamente o SDAP na condição de olhos abertos (p=0,01) e no CoPSway (p=0,02).	O equilíbrio da Nintendo Wii produziu resultados significativos.
Ravi, Kumar e Singhi (2017)	369 participantes, incluindo crianças e adolescentes, e	Foi relatado que a reabilitação em realidade virtual	O tratamento da paralisia cerebral nas

	foi também adoptada uma reabilitação em realidade virtual.	contribui para a gestão eficaz da paralisia cerebral.	crianças foi eficaz através da reabilitação com realidade virtual.
Farr et al., 2021	Terapia de realidade virtual em casa, um período de 12 semanas, entre crianças com Paralisia Cerebral ambulatória. Com idades compreendidas entre os 5 e os 16 anos. A viabilidade foi feita através da utilidade dos instrumentos de medição, do recrutamento e da adesão	Foi gerada uma pontuação média de 19/36 para o grupo apoiado pela terapia de realidade virtual, em comparação com a pontuação de 24/36 para o grupo sem apoio.	A terapia de realidade virtual em casa produziu um aumento efetivo dos níveis de capacidade física em pacientes com paralisia cerebral.
Goyal, Vardhan, Naqvi e Arora (2022)	Crianças que vivem com paralisia cerebral hemiplégica. O treino incluía o "teste da caixa e do bloco" (BBT) e o "teste do pino de nove buracos" (9HPT). Uma hora de treino por dia. Cerca de 36 crianças participaram em 6 semanas.	Uma vez que se trata de um protocolo de investigação, foi adotado um valor de significância de 95%.	Os níveis de aptidão física dos doentes com paralisia cerebral hemiplégica através da adoção dos testes "box and block test" (BBT) e "nine-hole peg test" (9HPT).

Os resultados sobre os efeitos da prancha de equilíbrio Nintendo Wii nos níveis de capacidade física entre pacientes com paralisia cerebral mostraram uma diferença média de 21,5 cm para o centro de pressão no equilíbrio Wii, o que produziu um resultado eficaz em comparação com a terapia convencional (Gatica-Rojas, Cartes-Velásquez, et al., 2017). Além disso, foi relatado que a Wii-terapia reduziu significativamente o SDAP na condição de olhos abertos (p = 0,01) e CoPSway (p = 0,02) (Gatica-Rojas et al., 2016). Consequentemente, foi relatado que a reabilitação de realidade virtual adiciona o gerenciamento eficaz da paralisia cerebral (Ravi, Kumar e Singhi, 2017); a terapia de realidade virtual baseada em casa produziu um aumento efetivo nos níveis de habilidade física entre pacientes com paralisia cerebral (Farr et al, 2021); e os níveis de capacidade física entre pacientes com paralisia cerebral hemiplégica através da adoção do "teste da caixa e do bloco" (BBT) e do "teste do pino de nove buracos" (9HPT) (Goyal, Vardhan, Naqvi e Arora, 2022).

Questão de investigação três: Quais são os efeitos da prancha de equilíbrio da Nintendo Wii no desempenho motor grosso e no funcionamento diário de crianças com paralisia cerebral?

Resultados sobre os efeitos da prancha de equilíbrio da Nintendo Wii no desempenho motor grosso e no funcionamento diário de crianças com paralisia cerebral

Estudos	Métodos, concepções e pormenores adicionais		Resultados	Interpretação dos resultados
Montoro-Cárdenas et al. (2021)	A terapia com a Nintendo Wii Balance Board foi realizada para controlo postural em crianças com paralisia cerebral. A avaliação foi efectuada com o One Leg Stance Test, o Go Test, o Timed Get Up e a Pediatric Balance Scale.		Foi gerado um valor de significância de 0,02, que demonstrou confiança nas ferramentas de equilíbrio da Nintendo Wii adoptadas no estudo.	A terapia com a Nintendo Wii Balance Board foi significativa.
Gordon, Roopchand-	Foram utilizados três jogos: Ténis,		Dos três jogos, o	A Medida da Função

Martin e Gregg (2012)	Basebol e Wii Sports Boxing, bem como Gross Motor Function Measure (GMFM). O treino na Nintendo Wii teve lugar duas vezes por semana. As crianças foram diagnosticadas com PC discinética e tinham 6 e 12 anos de idade. O treino durou 4 semanas.		Gross Motor Function Measure (GMFM) registou um aumento do desvio padrão (23,67), mostrando maior eficácia do que os outros jogos. Dev. (23,67), mostrando maior eficácia do que os outros jogos.	Motora Grossa (GMFM) foi significativa.
Jelsma, Pronk, Ferguson e Jelsma (2012)	Foi realizada uma função de controlo do equilíbrio motor grosseiro em crianças com paralisia cerebral hemiplégica espástica que vivem com PC. As crianças tinham entre 7 e 14 anos de idade. A intervenção ocorreu quatro vezes por semana, durante um período de 25 minutos por sessão.		As pontuações de equilíbrio registaram uma melhoria significativa (P= 0,01).	O controlo do equilíbrio motor grosso foi melhorado através da adoção da técnica de equilíbrio Will.
Chiu, Ada e Lee (2018)	As crianças com idades compreendidas		A pontuação do Wii balancing	O treino de mobilidade com o Wii Fit

	entre os 6 e os 12 anos participaram no estudo utilizando o Wii Fit para treinar o equilíbrio e a mobilidade; este treino teve a duração de 8 semanas		registou uma melhoria significativa (P= 0,04).	para equilíbrio foi significativo.

As conclusões sobre os efeitos da Nintendo Wii Balance Board no desempenho motor grosseiro e no funcionamento diário das crianças com paralisia cerebral mostraram que a terapia com a Nintendo Wii Balance Board foi significativa (P-value= 0,02), a Gross Motor Function Measure (GMFM) foi significativa com um aumento do Std. Dev. (23,67) em comparação com um aumento do Std. Dev. (23,67). Na mesma linha, o controlo do equilíbrio motor grosseiro foi melhorado através da adoção do equilíbrio de Will (P= 0,01). (Jelsma, Pronk, Ferguson e Jelsma (2012); e o treinamento de mobilidade usando o Wii Fit para equilíbrio foi significativo (P = 0,04) (Chiu, Ada e Lee, 2018).

Quarta questão de investigação: Quais são as limitações da prancha de equilíbrio da Nintendo Wii como ferramenta terapêutica em crianças com paralisia cerebral**?**

Limitações da prancha de equilíbrio da Nintendo Wii como ferramenta terapêutica em crianças com paralisia cerebral

Montoro-Cárdenas et al. (2021), numa revisão sistemática e meta-análise realizada sobre a terapia Nintendo Wii Balance Board como ferramenta para o controlo postural em crianças com paralisia cerebral, referem que a limitação do mecanismo foi o risco de avaliação. Na mesma linha, quanto maior o tempo de intervenção, melhor o efeito da terapia com a Nintendo Wii Balance Board. No entanto, a idade dos participantes foi importante.

Num estudo de Gatica-Rojas et al. (2016), a limitação da prancha de equilíbrio Nintendo Wii nos programas de reabilitação de fisioterapia entre crianças foi basicamente as semanas de intervenção que poderiam ser aumentadas noutros estudos. A viabilidade da terapia foi observada em cerca de 4 semanas; no entanto, um teste significativo dos resultados foi observado como sendo mais intensivo em 6 semanas (Gatica-Rojas, Cartes-Velásquez, et al., 2017).

Em outro estudo de Gatica-Rojas, Cartes-Velásquez, et al. (2017), a principal limitação foi a inclusão de crianças com/sem níveis leves de deficiência intelectual com base no fato de que esses fatores limitarão a generalização desses resultados para outras crianças que vivem com PC. Outra limitação é o tratamento dos pacientes em salas diferentes que, no entanto, tiveram a oportunidade de trocar informações sobre o tipo de terapia quando se encontraram fora do centro neurológico.

O estudo de Ravi, Kumar e Singhi (2017) limita-se à adoção da reabilitação em realidade virtual para crianças e adolescentes com paralisia cerebral. Os adolescentes também participaram no estudo; a reabilitação com realidade virtual foi considerada visível entre as crianças. O projeto contou também com um financiamento parcial.

Farr et al. (2021) empenharam-se na terapia de realidade virtual domiciliária realizada entre crianças com paralisia cerebral através da viabilidade de um ensaio controlado aleatório (Farr et al., 2021). Embora os participantes tenham sido informados para seguir instruções de treino simples apoiadas por fisioterapeutas, o estudo limitou-se à utilização de realidades virtuais de Wil balancing.

Goyal, Vardhan, Naqvi e Arora (2022), noutro estudo, investigaram o "efeito da realidade virtual e do feedback háptico na função da extremidade superior e na independência funcional em crianças com paralisia cerebral hemiplégica: um protocolo de investigação", utilizando o "teste da caixa e do bloco" (BBT) e o "teste do pino de nove buracos" (9HPT) como resultado primário. O estudo também se limitou ao envolvimento do ambiente virtual.

Jelsma, Pronk, Ferguson e Jelsma (2012), no seu estudo, limitaram-se a avaliar o equilíbrio da Wil em crianças com paralisia cerebral hemiplégica espástica. O estudo também se limitou à reabilitação baseada em RV, em que foi utilizada uma estação de jogos. A Classificação Internacional de Funcionalidade, Incapacidade e Saúde (CIF) não foi focada no estudo. Do mesmo modo, não foi efectuado um acompanhamento a longo prazo, o que fez com que o exercício não fosse tão eficaz como se esperava.

4.2 Discussão dos resultados

Os resultados sobre a viabilidade da prancha de equilíbrio Nintendo Wii nos programas de reabilitação fisioterapêutica com uma população de crianças com paralisia cerebral mostraram que, utilizando um dispositivo de prancha de equilíbrio Nintendo Wii, a reabilitação fisioterapêutica foi considerada viável entre as crianças com PC. Além disso, utilizando a prancha de equilíbrio Nintendo Wii em grupos aleatórios, grupos paralelos, pares emparelhados e dois braços, respetivamente, o exercício foi viável. Outros factores examinados sobre a viabilidade da prancha de equilíbrio Nintendo Wii foram determinados pela aceitabilidade e segurança, desempenho e adesão. Estes resultados alinham-se com o estudo de Gatica-Rojas, Méndez-Rebolledo, et al. (2017) que a prancha de equilíbrio Nintendo Wii é uma prancha de equilíbrio que é usada no tratamento de pacientes com diferentes distúrbios. Graham et al (2016), no seu estudo, também observaram que o tipo de gestão clínica de que as pessoas que vivem com PC necessitam é uma maior participação em actividades que as possam ajudar a gerir melhor as condições - e isto numa tentativa de garantir que a doença não atinja um estado pior com problemas como a luxação da anca, escoliose, dificuldades de alimentação, epilepsia, etc. Assim, factores como a aceitabilidade e a segurança, o desempenho e a adesão são fundamentais para a viabilidade da prancha de equilíbrio da Nintendo Wii nos programas de reabilitação de fisioterapia com uma população de crianças com paralisia cerebral. Para este fim, Graham et al (2016), no seu estudo, revelaram que os mecanismos de gestão que podem ajudar a melhorar o estado das pessoas que sofrem da doença incluem a gestão de co-morbilidades médicas; melhoria das funções neurológicas durante o desenvolvimento precoce; gestão de fraquezas e hipertonia; desporto e gamificação, a utilização de tecnologias de reabilitação para a melhoria da função motora; a prevenção de desafios músculo-esqueléticos secundários e muitos mais

Os resultados sobre os efeitos da prancha de equilíbrio Nintendo Wii nos níveis de capacidade física dos pacientes com paralisia cerebral mostraram que a gestão eficaz da paralisia cerebral; e que a terapia de realidade virtual em casa produziu um aumento eficaz dos níveis de capacidade física dos pacientes com paralisia cerebral. Além disso, os níveis de capacidade física dos pacientes com paralisia cerebral hemiplégica através da adoção do "teste da caixa e do bloco" (BBT) e do "teste do pino de nove buracos" (9HPT) foram considerados eficazes em comparação com a prancha de equilíbrio da Nintendo Wii nos níveis de capacidade física dos pacientes com paralisia cerebral. Estudos (Brandenburg et al., 2019; Chin, Gwynn, Robinson, & Hoon, 2020; Novak et al., 2020) mostraram que a PC é um distúrbio que precisa de atenção máxima para não se deteriorar; e a prancha de equilíbrio Nintendo Wii foi relatada como eficaz no auxílio aos níveis de capacidade física entre pacientes com paralisia cerebral. Whittinghill e Brown (2014) acrescentaram que a gamificação não é um conceito novo quando se fala de PC. A prancha de equilíbrio da Nintendo Wii foi apontada como uma forma de mecânica de jogo de princípio que é aplicada na criação de um ambiente terapêutico para pessoas com PC, incluindo ferramentas de exercício. Gatica-Rojas, Cartes-Velásquez, et al. (2017) no seu estudo utilizando um protocolo de ensaio clínico aleatório, com o foco na "eficácia de um programa de exercícios de equilíbrio da Nintendo Wii no equilíbrio em pé de crianças com paralisia cerebral" revelou que a terapia Wii (W-t) c mostrou resultados mais significativos no auxílio ao tratamento de pessoas que vivem com PC em comparação com a terapia convencional (C-t) (Gatica-Rojas, Cartes-Velásquez, et al., 2017). Não muito longe disso, Shakiba, Fatorehchy, Pishyareh, Vahedi e Hosseini (2021) descobriram que crianças com paralisia cerebral atáxica puderam ser expostas a um treinamento físico equilibrado com o auxílio do Wii Balance Board. Vários estudos (Bitrián, Buil, & Catalán, 2020; Xu et al., 2022; Menekseoglu, Capan, Arman, & Aydin, 2022) concluíram ainda que a Nintendo Wii balance board foi eficaz nos níveis de aptidão física dos pacientes com paralisia cerebral.

As conclusões sobre os efeitos da Nintendo Wii Balance Board no desempenho motor geral e no funcionamento diário de crianças com paralisia cerebral mostraram que a terapia com a Nintendo Wii Balance Board foi significativa, bem como a Gross Motor Function Measure (GMFM). Na mesma linha, o controlo do equilíbrio motor grosseiro foi melhorado através da adoção do treino de equilíbrio e mobilidade com a Wii Fit para o equilíbrio foi significativo. Em sintonia com o estudo de Goble, Cone e Fling (2014), a prancha de equilíbrio Nintendo Wii foi considerada uma ferramenta de neurorreabilitação eficaz e uma forma de intervenção de equilíbrio para pessoas com deficiência. Verificou-se que, através da utilização de aplicações personalizadas e de jogos Wii Fit, a capacidade de equilíbrio das pessoas com deficiências, como a PC, é alcançada. Foi também acrescentado que o efeito da prancha de equilíbrio da Nintendo Wii no desempenho motor bruto pode ser feito física e virtualmente. Lee et al. (2016) realizaram um estudo que utilizou jogos de saúde como forma de reabilitação para a paralisia cerebral infantil. Verificou-se ainda que a principal vantagem desta tecnologia é que, para além de ser eficaz, pode ser utilizada em casa e no conforto do lar. Para tal, Goble, Cone e Fling (2014) acrescentaram que a utilização da Wii balance board e o nível de utilização dependem de diferentes factores, como a idade do doente, a composição corporal e a medicação atual. Isto está ainda mais em sintonia com Albiol-Pérez, Gil-Gómez, Alcañiz, Llorens e Colomer (2012), segundo os quais a prancha de equilíbrio da Nintendo Wii é uma ferramenta viável para o controlo do equilíbrio motor grosseiro.

Os resultados mostraram que quanto maior o tempo de intervenção, melhor o efeito da terapia com a Nintendo Wii Balance Board. No entanto, a idade dos participantes foi importante. Outra limitação é o facto de os doentes terem sido tratados em salas diferentes, mas tiveram a oportunidade de trocar informações sobre o tipo de terapia quando se encontraram fora do centro neurológico. Estes resultados alinham-se com estudos relacionados (Albiol-Pérez, Gil-Gómez, Alcañiz, Llorens, e Colomer, 2012; Goble et al., 2014; Farr et al., 2021) que mostraram que o tempo de intervenção, o tratamento e a idade das crianças podem servir como limitações à terapia com a Nintendo Wii Balance Board. Albiol et al., (2012) acrescentaram que a prancha de equilíbrio virtual da Nintendo Wii pode não produzir um resultado eficaz em comparação com a prancha física.

CAPÍTULO CINCO

RESUMO, RECOMENDAÇÕES E CONCLUSÃO

O capítulo contém o resumo do estudo, bem como as recomendações e a conclusão. O capítulo é uma recapitulação dos processos envolvidos no estudo, bem como dos resultados.

5.1 Resumo

O estudo teve acesso à viabilidade da prancha de equilíbrio da Nintendo Wii nos programas de reabilitação fisioterapêutica com uma população de crianças com paralisia cerebral; verificou os efeitos da prancha de equilíbrio da Nintendo Wii no nível de capacidade física de pacientes com paralisia cerebral; examinou os efeitos da prancha de equilíbrio da Nintendo Wii no desempenho motor grosseiro e no funcionamento diário de crianças com paralisia cerebral; e avaliou as limitações da prancha de equilíbrio da Nintendo Wii como instrumento terapêutico em crianças com paralisia cerebral. O objetivo era medir a eficácia da Nintendo Wii balance board em relação à terapia habitual para pacientes com paralisia cerebral.

O estudo envolveu a utilização do método descritivo de recolha de dados utilizando os meios secundários. Esta conceção é útil para determinar a causa e o efeito da medição da eficácia da prancha de equilíbrio Nintendo Wii em relação à terapia habitual para doentes com paralisia cerebral, com base numa revisão dos estudos efectuados por outros investigadores. Assim, este estudo adoptou a investigação documental, também conhecida como literatura sistemática, no processo de recolha de dados que estão de acordo com os objectivos do estudo. Por conseguinte, os dados foram recolhidos através de revistas, livros, fontes em linha e muito mais. Algumas das fontes em linha que ajudaram o processo de recolha de dados incluem PubMed, Science Diret, Research Gate, Google Scholar e CINAHL. Neste caso, foram selecionadas páginas fiáveis e online e os dados foram bem citados e devidamente referenciados. Os meios temáticos de análise de dados foram considerados para este estudo.

Com base na revelação e análise de estudos relacionados, as conclusões do estudo são resumidas da seguinte forma;

Os resultados sobre a viabilidade da prancha de equilíbrio da Nintendo Wii nos programas de reabilitação fisioterapêutica com uma população de crianças com paralisia cerebral mostraram que, utilizando um dispositivo de prancha de equilíbrio da Nintendo Wii, a reabilitação fisioterapêutica foi considerada viável entre as crianças com PC. Além disso, o exercício foi viável com a utilização de uma prancha de equilíbrio Nintendo Wii em grupos aleatórios, grupos paralelos, pares emparelhados e dois braços, respetivamente. Outros factores examinados sobre a viabilidade da prancha de equilíbrio Nintendo Wii foram determinados pela aceitabilidade e segurança, desempenho e adesão.

Os resultados sobre os efeitos da prancha de equilíbrio da Nintendo Wii nos níveis de capacidade física de doentes com paralisia cerebral mostraram uma diferença média de 21,5 cm para o centro de pressão no equilíbrio da Wii, o que produziu resultados eficazes em comparação com a terapia convencional. Além disso, a terapia com a Wii reduziu significativamente o SDAP na condição de olhos abertos (p=0,01) e CoPSway (p=0,02).

Os efeitos da Nintendo Wii Balance Board no desempenho motor grosseiro e no funcionamento diário de crianças com paralisia cerebral mostraram que a terapia com a Nintendo Wii Balance Board foi significativa (P-value= 0,02), a Gross Motor Function Measure (GMFM) foi significativa com um aumento do desvio padrão (23,67) em comparação com um aumento do desvio padrão (23,67). Dev. (23,67) em comparação com um aumento do Std. Dev. (23,67). Na mesma linha, o controlo do equilíbrio motor grosso foi melhorado através da adoção do equilíbrio de Will (P= 0,01) (Jelsma et al.,2012); e o treino de mobilidade utilizando o Wii Fit para o equilíbrio foi significativo (P= 0,04) (Chiu et al., 2018).

Os resultados mostraram que quanto maior o tempo de intervenção, melhor o efeito da terapia com a Nintendo Wii Balance Board. No entanto, a idade dos participantes foi importante. Outra limitação é o facto de os doentes serem tratados em salas diferentes, mas tiveram a oportunidade de trocar informações sobre o tipo de terapia quando se encontraram fora do centro neurológico.

5.2 Conclusão

Foi revelado que, com a utilização de um dispositivo de equilíbrio Nintendo Wii, a reabilitação fisioterapêutica foi considerada viável em crianças com PC. A terapia com a Wii ajudou significativamente as actividades físicas e grosseiras das crianças que vivem com PC. Além disso, quanto maior for o tempo de intervenção, melhor será o efeito da terapia com a Nintendo Wii Balance Board. A idade dos participantes foi considerada um fator limitativo da importância da terapia com a Nintendo Wii Balance Board. Concluiu-se que a Nintendo Wii Balance Board foi mais eficaz do que a terapia habitual para pacientes com paralisia cerebral.

5.3 Recomendações

Seguem-se as recomendações deduzidas do estudo.

i. A adoção de dispositivos de equilíbrio da Nintendo Wii tem de se basear num momento adequado de intervenção.
ii. Também podem ser adoptadas diferentes actividades de jogo ao utilizar os dispositivos de equilíbrio Nintendo Wii entre as crianças com PC.
iii. O tipo de dispositivos de equilíbrio da Nintendo Wii deve ser determinado pelo tipo e natureza da PC com que a criança vive.
iv. O treino e o exercício consistentes são factores-chave de treino e de equilíbrio para as crianças.

5.4 Sugestões para estudos futuros

O estudo teve acesso à eficácia da prancha de equilíbrio Nintendo Wii em relação à terapia habitual para doentes com paralisia cerebral. Neste estudo, a população foi constituída por crianças. Noutros estudos, a população dos participantes pode ser constituída por adolescentes. A localização do estudo também pode ser alterada para África ou outros países do mundo.

Na mesma linha, outros estudos podem recorrer à utilização de processos experimentais e de controlo para realizar ensaios controlados aleatórios que envolvam crianças com paralisia cerebral no ambiente de estudo. Os ensaios controlados aleatórios (RCT) podem ser realizados numa investigação baseada em sujeitos distribuídos aleatoriamente em dois grupos: controlado e experimental.

Referências

Albiol-Pérez, S., Gil-Gómez, J.-A., Alcañiz, M., Llorens, R., & Colomer, C. (2012). Utilização do sistema Wii balance board na reabilitação vestibular. *Actas da 13ª Conferência Internacional sobre Interacción Persona-Ordenador - INTERACCION '12*. Recuperado de https://www.academia.edu/16120287/Use_of_the_Wii_balance_board_system_in_vestibular_rehabilitation

Ali, S. W., Bhat, J., Ahmed, P., & Ahmed, S. (2022). Paralisia Cerebral: Uma visão geral. *Pesquisa Pediátrica Atual, Volume 10.*

Altmeyer, M., Lessel, P., Waqar, A. U. R., & Krüger, A. (2021). Diretrizes de design para aumentar a persuasão das metas de realização da atividade física. *GamiFIN.*

Altmeyer, M., Schubhan, M., Krüger, A., & Lessel, P. (2021). Uma investigação de longo prazo sobre os efeitos da gamificação (personalizada) na participação no curso em uma academia. *GamiFIN.*

Begum, M., Lewison, G., Wölbert, E., Brigham, K., Darlington, M., & Durand-Zaleski, I. (2020). Investigação sobre perturbações de saúde mental na Europa, 2001-2018. *Saúde Mental Baseada em Evidências, 23*, 15-20. https://doi.org/10.1136/ebmental-2019-300130

Bitrián, P., Buil, I., & Catalán, S. (2020). Gamificação em aplicações desportivas: Os determinantes da motivação dos utilizadores. *Jornal Europeu de Gestão e Economia Empresarial.* https://doi.org/10.1108/ejmbe-09-2019-0163

Bramer, W., Jonge, G., Rethlefsen, M., Mast, F., & Kleijnen, J. (2018). Uma abordagem sistemática à pesquisa: Um método eficiente e completo para desenvolver pesquisas bibliográficas. *Jornal da Associação de Bibliotecas Médicas : JMLA, 106*, 531-541. https://doi.org/10.5195/jmla.2018.283

Brandenburg, J. E., Fogarty, M. J., & Sieck, G. C. (2019). Uma avaliação crítica dos conceitos atuais em paralisia cerebral. *Fisiologia, 34*(3), 216-229. https://doi.org/10.1152/physiol.00054.2018

Cartes-Velásquez, R., Mendez-Rebolledo, G., Olave-Godoy, F., & Villalobos-Rebolledo, D. (2016). Mudança no equilíbrio funcional após um programa de exercícios com Nintendo Wii em pacientes latinos com paralisia cerebral: Uma série de casos. *Journal of Physical Therapy Science.* https://doi.org/10.1589/jpts.28.2414

CDC. (2021, 30 de novembro). O que é paralisia cerebral? | CDC. Recuperado em 18 de julho de 2022, do site dos Centros de Controle e Prevenção de Doenças: https://www.cdc.gov/ncbddd/cp/facts.html

Centros de Controlo e Prevenção de Doenças. (2021, 1 de março). 11 coisas para saber sobre paralisia cerebral | CDC. Recuperado em 1 de agosto de 2022, do site dos Centros de Controle e Prevenção de Doenças: https://www.cdc.gov/ncbddd/cp/features/cerebral-palsy-11-things.html

Chin, E. M., Gwynn, H. E., Robinson, S., & Hoon, A. H. (2020). Princípios do tratamento médico e cirúrgico da paralisia cerebral. *Clínicas Neurológicas*, *38*(2), 397-416. https://doi.org/10.1016/j.ncl.2020.01.009

Chiu, H.-C., Ada, L., & Lee, S.-D. (2018). Treinamento de equilíbrio e mobilidade em casa usando Wii Fit em crianças com paralisia cerebral: Um estudo de viabilidade. *BMJ Open*, *8*(5), e019624. https://doi.org/10.1136/bmjopen-2017-019624

Cooper, T., & Williams, J. (2017). *Será que um programa de exercícios que integra o Nintendo Wii-Fit Balance Board melhora o equilíbrio em crianças ambulatórias com paralisia cerebral?* https://doi.org/10.1080/10833196.2017.1389810

Fundação CP. (2022). Prevalência da Paralisia Cerebral. Recuperado em 18 de julho de 2022, do site Cerebralpalsy.org: https://www.cerebralpalsy.org/about-cerebral-palsy/prevalence-and-incidence

El-Shamy, S., & El-Banna, M. F. (2018). Efeito do treinamento Wii na função da mão em crianças com paralisia cerebral hemiplégica. *Teoria e Prática da Fisioterapia.* https://doi.org/10.1080/09593985.2018.1479810

Farr, W. J., Green, D., Bremner, S., Male, I., Gage, H., Bailey, S., ... Morris, C. (2021). Viabilidade de um ensaio clínico randomizado para avaliar a terapia de realidade virtual baseada em casa em crianças com paralisia cerebral. *Deficiência e Reabilitação, 43*(1), 85-97. https://doi.org/10.1080/09638288.2019.1618400

Francisco, M., Hartman, M., & Wang, Y. (2020). Inclusão e Educação Especial. *Ciências da Educação, 10*, 238. https://doi.org/10.3390/educsci10090238

Gatica-Rojas, V., Cartes-Velásquez, R., Guzmán-Muñoz, E., Méndez-Rebolledo, G., Soto-Poblete, A., Pacheco-Espinoza, A. C., ... Elgueta-Cancino, E. (2017). Eficácia de um programa de exercícios de prancha de equilíbrio Nintendo Wii no equilíbrio em pé de crianças com paralisia cerebral: Um protocolo de ensaio clínico randomizado. *Contemporary Clinical Trials Communications, 6*, 17-21. https://doi.org/10.1016/j.conctc.2017.02.008

Gatica-Rojas, V., Mendez-Rebolledo, G., Guzmán-Muñoz, E., Soto, A., Cartes Velásquez, R., Elgueta-Cancino, E., & Cofré Lizama, L. E. (2016). O Nintendo Wii Balance Board melhora o equilíbrio em pé? Um ensaio aleatório controlado em crianças com paralisia cerebral. *European Journal of Physical and Rehabilitation Medicine, 53.* https://doi.org/10.23736/S1973-9087.16.04447-6

Gatica-Rojas, V., Méndez-Rebolledo, G., Guzman-Muñoz, E., Soto-Poblete, A., Cartes-Velásquez, R., Elgueta-Cancino, E., & Cofré Lizama, L. E. (2017). O Nintendo Wii Balance Board melhora o equilíbrio em pé? Um ensaio controlado randomizado em crianças com paralisia cerebral. *European Journal of Physical and Rehabilitation Medicine, 53*(4), 535-544. https://doi.org/10.23736/S1973-9087.16.04447-6

Goble, D. J., Cone, B. L., & Fling, B. W. (2014). Usando o Wii Fit como uma ferramenta para avaliação de equilíbrio e neurorreabilitação: A primeira meia década de "Wii-search". *Journal of NeuroEngineering and Rehabilitation, 11*(1), 12. https://doi.org/10.1186/1743-0003-11-12

Gordon, C., Roopchand-Martin, S., & Gregg, A. (2012). Potencial da Nintendo Wii^{TM} como ferramenta de reabilitação para crianças com paralisia cerebral num país em desenvolvimento: Um estudo piloto. *Physiotherapy, 98*(3), 238-242. https://doi.org/10.1016/j.physio.2012.05.011

Goyal, C., Vardhan, V., Naqvi, W., & Arora, S. (2022). Efeito da realidade virtual e do feedback háptico na função da extremidade superior e na independência funcional em crianças com paralisia cerebral hemiplégica: Um protocolo de investigação. *The Pan African Medical Journal, 41*(155). https://doi.org/10.11604/pamj.2022.41.155.32475

Graham, K., Rosenbaum, P., Paneth, N., Dan, B., Lin, J.-P., Damiano, D., ... Lieber, R. (2016). Paralisia cerebral. *Nature Reviews Disease Primers, 2*, 15082. https://doi.org/10.1038/nrdp.2015.82

Gureje, O., & Stein, D. (2013). *Distúrbios, Diagnóstico e Classificação.* https://doi.org/10.1093/med/9780199920181.003.0002

Hurych, E. (2021). *Poderá a Gamificação Apresentar um Tópico Significativo para a Filosofia do Desporto?* https://doi.org/10.5817/sts2021-1-5

Clínica Internacional de Reabilitação. (2022). Jogos sérios ajudam pessoas com Paralisia Cerebral | Projeto GABLE | Resultados em resumo | H2020 | CORDIS | Comissão Europeia. Recuperado em 8 de agosto de 2022, de https://cordis.europa.eu/article/id/415942-serious-gaming-helps-people-with-cerebral-palsy

Iosa, M., Verrelli, C. M., Gentile, A. E., Ruggieri, M., & Polizzi, A. (2022). Tecnologia de jogos para neurorreabilitação pediátrica: Uma revisão sistemática. *Frontiers in Pediatrics, 10*, 775356. https://doi.org/10.3389/fped.2022.775356

Jelsma, J., Pronk, M., Ferguson, G., & Jelsma, L. D. (2012). O efeito do Nintendo Wii Fit no controlo do equilíbrio e na função motora grossa de crianças com paralisia cerebral hemiplégica espástica. *Developmental Neurorehabilitation, 16.* https://doi.org/10.3109/17518423.2012.711781

Johnston, M. (2014). Análise de dados secundários: A Method of Which the Time has Come. *Métodos Qualitativos e Quantitativos em Bibliotecas, 3*, 619-626.

Kaushik, V., Walsh, C., & Lai, D. (2019). Pragmatismo como paradigma de pesquisa e suas implicações para a pesquisa em Serviço Social. *Ciências Sociais, 8*, 255. https://doi.org/10.3390/socsci8090255

Kissow, A., & Singhammer, J. (2012). Participação em actividades físicas e vida quotidiana de pessoas com deficiência. *European Journal of Adapted Physical Activity, 5*, 65-81. https://doi.org/10.5507/euj.2012.009

Koivisto, J., & Hamari, J. (2019, 8 de abril). *Gamificação da atividade física: Uma revisão sistemática da literatura de estudos comparativos.*

Recuperado de https://www.researchgate.net/publication/332371183_Gamification_of_physical_activity_A_systematic_literature_review_of_comparison_studies

Lee, W.-C., Reyes-Fernandez, M., Posada-Gómez, R., Juárez-Martínez, U., Martínez-Sibaja, A., & Alor-Hernández, G. (2016). Uso de jogos de saúde para reabilitação de pacientes com paralisia cerebral infantil. *Journal of Physical Therapy Science.* https://doi.org/10.1589/jpts.28.2293

Lopes, S., Magalhães, P., Pereira, A., Martins, J., Magalhães, C., Chaleta, E., & Rosário, P. (2018). Jogos Utilizados com Fins Sérios: Uma Revisão Sistemática de Intervenções em Pacientes com Paralisia Cerebral. *Frontiers in Psychology, 9,* 1712. https://doi.org/10.3389/fpsyg.2018.01712

Mahmoud, A. (2021). *Uma visão geral das crianças com necessidades especiais.* Retirado de https://www.researchgate.net/publication/350158076_An_overview_of_children_with_special_needs

Mazéas, A., Duclos, M., Pereira, B., & Chalabaev, A. (2020). *A gamificação melhora a atividade física? Uma revisão sistemática e meta-análise.* https://doi.org/10.31236/osf.io/n8sur

Mazéas, A., Duclos, M., Pereira, B., & Chalabaev, A. (2022). Avaliando a eficácia da gamificação na atividade física: Revisão Sistemática e Meta-análise de Ensaios Clínicos Controlados Aleatórios. *Jornal de Pesquisa Médica na Internet.* https://doi.org/10.2196/26779

Menekseoglu, A. K., Capan, N., Arman, S., & Aydin, A. R. (2022). O efeito de um programa de reabilitação gamificado mediado por realidade virtual nas funções da extremidade superior em crianças com paralisia cerebral hemiplégica: Um estudo prospetivo, randomizado e controlado. *American Journal of Physical Medicine & Rehabilitation,* 10.1097/PHM.0000000000002060. https://doi.org/10.1097/PHM.0000000000002060

Montoro-Cárdenas, D., Cortés-Pérez, I., Zagalaz-Anula, N., Osuna-Pérez, M. C., Obrero-Gaitán, E., & Lomas-Vega, R. (2021). Terapia Nintendo Wii Balance Board para controle postural em crianças com paralisia cerebral: Uma revisão sistemática e meta-análise. *Developmental Medicine & Child Neurology, 63*(11), 1262-1275. https://doi.org/10.1111/dmcn.14947

Novak, I., Morgan, C., Adde, L., Blackman, J., Boyd, R. N., Brunstrom-Hernandez, J., ... Badawi, N. (2017). Diagnóstico precoce, preciso e intervenção precoce na paralisia cerebral: Avanços no diagnóstico e tratamento. *JAMA Pediatrics, 171*(9), 897. https://doi.org/10.1001/jamapediatrics.2017.1689

Novak, I., Morgan, C., Fahey, M., Finch-Edmondson, M., Galea, C., Hines, A., ... Badawi, N. (2020). Estado dos Semáforos de Evidência 2019: Revisão Sistemática de Intervenções para Prevenção e Tratamento de Crianças com Paralisia Cerebral. *Current Neurology and Neuroscience Reports, 20*(2), 3. https://doi.org/10.1007/s11910-020-1022-z

Olçay, S., & Vuran, S. (2015). Opiniões e Problemas das Crianças com Necessidades Especiais sobre Práticas Inclusivas. *TED EĞİTİM VE* BİLİM, 40. https://doi.org/10.15390/EB.2015.4205

Padmakar, P., kumar, K., & Parveen, S. (2018). Gestão e tratamento da paralisia cerebral em crianças. *Jornal Indiano de Prática Farmacêutica, 11*, 104-109. https://doi.org/10.5530/ijopp.11.2.23

Park, Y. S., Konge, L., & Artino, A. (2019). O Paradigma do Positivismo da Pesquisa. *Medicina Académica, 95*, 1. https://doi.org/10.1097/ACM.0000000000003093

Ravi, D. K., Kumar, N., & Singhi, P. (2017). Eficácia da reabilitação de realidade virtual para crianças e adolescentes com paralisia cerebral: Uma revisão sistemática atualizada baseada em evidências. *Physiotherapy, 103*(3), 245-258. https://doi.org/10.1016/j.physio.2016.08.004

Rees, K. (2017). Modelos de deficiência e a categorização de crianças com dificuldades de aprendizagem graves e profundas: Informar as abordagens educativas com base numa compreensão das necessidades individuais. *Psicologia da Educação e da Criança, 34*, 30-39.

Sardi, L., Idri, A., & Fernández-Alemán, J. L. (2017). Uma revisão sistemática da gamificação em e-Health. *Journal of Biomedical Informatics, 71*, 31-48. https://doi.org/10.1016/j.jbi.2017.05.011

Saunders, M., Lewis, P., Thornhill, A., & Bristow, A. (2019). *'Métodos de pesquisa para estudantes de negócios' Capítulo 4: Compreendendo a filosofia de pesquisa e abordagens para o desenvolvimento da teoria.*

Shakiba, E., Fatorehchy, S., Pishyareh, E., Vahedi, M., & Hosseini, S. M. (2021). Efeito do uso do Wii Balance Board no equilíbrio funcional de crianças com paralisia cerebral atáxica. *Arquivos de Reabilitação, 22*(3), 394-407. https://doi.org/10.32598/RJ.22.3.3289.1

Van der Ploeg, H., Van der Beek, A., Woude, L., & Mechelen, W. (2022). Physical Activity for People with a Disability (Atividade Física para Pessoas com Deficiência). *Sports Medicine (Auckland, N.Z.), 34*, 639-649. https://doi.org/10.2165/00007256-200434100-00002

Weaver, T. B., Ma, C., & Laing, A. C. (2017). Uso do Nintendo Wii Balance Board para estudar o controle do equilíbrio estático em pé: Considerações técnicas, congruência da placa de força e o efeito da vida útil da bateria. *Journal of Applied Biomechanics, 33*(1), 48-55. https://doi.org/10.1123/jab.2015-0295

Whitaker, S. (2015, 25 de março). *Transtornos e Tratamentos.* https://doi.org/10.13140/RG.2.2.27537.38245

Whittinghill, D., & Brown, J. (2014, 1 de junho). *Gamificação da Fisioterapia para o Tratamento da Paralisia Cerebral Pediátrica: Um estudo piloto examinando as preferências do jogador.* 24.638.1-24.638.10. https://doi.org/10.18260/1-2--20529

Woiceshyn, J., & Daellenbach, U. (2018). Avaliação da pesquisa indutiva versus dedutiva em estudos de gestão: Implicações para autores, editores e revisores. *Pesquisa Qualitativa em Organizações e Gestão: An International Journal, 13*, 00-00. https://doi.org/10.1108/QROM-06-2017-1538

Organização Mundial de Saúde (OMS). (2022). Deficiência e saúde. Obtido em 18 de julho de 2022, de https://www.who.int/news-room/fact-sheets/detail/disability-and-health

Xu, L., Shi, H., Shen, M., Ni, Y., Zhang, X., Pang, Y., ... Li, F. (2022). Os efeitos das intervenções de gamificação baseadas em mHealth na participação na atividade física: Revisão sistemática. *JMIR MHealth e UHealth, 10*(2), e27794. https://doi.org/10.2196/27794

Yi, Y. G., Jung, S. H., & Bang, M. S. (2019). Questões emergentes na paralisia cerebral associada ao envelhecimento: A Physiatrist Perspective. *Annals of Rehabilitation Medicine, 43*, 241-249. https://doi.org/10.5535/arm.2019.43.3.241

ANÁLISE ÉTICA DA INVESTIGAÇÃO UREC 1 PARA INVESTIGAÇÃO DE ESTUDANTES SEM PARTICIPANTES HUMANOS OU RECOLHA DIRECTA DE TECIDOS OU FLUIDOS CORPORAIS HUMANOS.

Toda a investigação da Universidade tem de ser submetida a um controlo ético para cumprir a legislação do Reino Unido. A Política de Ética de Investigação da Universidade (https://www.shu.ac.uk/research/excellence/ethics-and-integrity/policies) deve ser consultada antes de preencher o formulário. As perguntas iniciais destinam-se a verificar se o preenchimento do UREC1 é adequado para este estudo. O supervisor aprovará o estudo, mas este também pode ser analisado pelo Comité de Ética em Investigação do Programa de Ensino Superior (CTPREC) como parte do processo de garantia de qualidade (podem ser obtidas orientações adicionais junto do responsável pela Ética em Investigação do seu Colégio)[1]

A responsabilidade final de garantir que as práticas éticas de investigação são seguidas cabe ao supervisor da investigação dos estudantes.

Note-se que os estudantes e o pessoal são responsáveis por tomar as medidas adequadas para garantir a conformidade com o Regulamento Geral sobre a Proteção de Dados (RGPD), por manter os dados seguros e, se for caso disso, por manter a identidade dos participantes anónima. São também responsáveis por seguir as diretrizes da SHU sobre encriptação de dados e gestão de dados de investigação. As orientações podem ser encontradas no sítio Web de Ética da SHU https://www.shu.ac.uk/research/excellence/ethics-and-integrity

É obrigatório que todos os alunos guardem os dados apenas no espaço de disco da rede que lhes foi atribuído e não em discos rígidos individuais ou cartões de memória, etc.

O presente formulário também permite que a Universidade e o Colégio mantenham um registo que confirma que a investigação realizada foi sujeita a um exame ético. Os alunos devem conservar uma cópia para incluir nos seus projectos de investigação, e uma cópia deve ser carregada no sítio Blackboard do módulo relevante.

O formulário deve ser preenchido pelo estudante e aprovado pelo supervisor e/ou pelo diretor do módulo (conforme o caso). Em todos os casos, deve ser contra-assinado pelo supervisor e/ou líder do módulo e guardado como um registo que mostra que o escrutínio ético ocorreu. Os alunos devem guardar uma cópia para incluir nos anexos dos seus projectos de investigação e uma cópia deve ser carregada no sítio Blackboard do módulo para verificação.

Tenha em atenção que poderá ser necessário efetuar uma avaliação dos riscos para a saúde e segurança da investigação proposta. Para mais informações, consulte o sítio Web da Universidade sobre saúde e segurança

---

[1] Faculdade de Ciências Sociais e Humanas - Dra. Antonia Ypsilanti (a.ypsilanti@shu.ac.uk)
Faculdade de Gestão, Tecnologia e Engenharia - Dr. Tony Lynn (t.lynn@shu.ac.uk)
Faculdade de Saúde, Bem-estar e Ciências da Vida -Dr. Nikki Jordan-Mahy (n.jordan-mahy@shu.ac.uk)

1. Dados gerais

Detalhes	
Nome do estudante	Michael Kosisochukwu Ubaezuonu
Endereço de correio eletrónico da	c1043560@exchange.shu.ac.uk
Departamento/Faculdade	Mestrado em Análise dos Cuidados de Saúde e Inteligência
Nome do supervisor	Prof. Shona Kelly
Endereço eletrónico do supervisor	hwbsk1@exchange.shu.ac.uk
Título da investigação proposta	Efeito da Gamificação sobre a Fisioterapia Convencional em Pacientes com Paralisia Cerebral: Um Protocolo de Ensaio de
Data de início proposta	01/06/2022
Data final proposta	08/09/2022
Breve descrição da investigação, incluindo a justificação (razões) para a realização da investigação, os objectivos e os métodos (250-500 palavras).	O estudo é uma revisão da viabilidade da prancha de equilíbrio Nintendo Wii nos programas de reabilitação fisioterapêutica com uma população de crianças com paralisia cerebral (PC); verificar os efeitos da prancha de equilíbrio Nintendo Wii no nível de habilidade física entre pacientes com paralisia cerebral; examinar os efeitos da prancha de equilíbrio Nintendo Wii no desempenho motor grosso e funcionamento diário entre crianças com paralisia cerebral e avaliar as limitações da prancha de equilíbrio Nintendo Wii como uma ferramenta terapêutica entre crianças com paralisia cerebral. O objetivo é medir a eficácia da prancha de equilíbrio da Nintendo Wii em relação à terapia habitual para doentes com paralisia cerebral. O estudo utilizará o método descritivo de recolha de dados, recorrendo a meios secundários. Esta conceção será útil para determinar a causa e o efeito da medição da eficácia da prancha de equilíbrio da Nintendo Wii em relação à terapia habitual para pacientes com paralisia cerebral; com base numa revisão de estudos que foram realizados por outros investigadores. Por conseguinte, este estudo adoptará a investigação documental, também conhecida como literatura sistemática, no processo de recolha de dados que estejam de acordo com os objectivos do estudo. Por conseguinte, os dados serão recolhidos através de revistas, livros, fontes em linha e muitos outros. Algumas das fontes online que ajudarão o processo de recolha de dados incluem PubMed, Science Diret, Research Gate, Google Scholar e CINAHL. Neste caso, as páginas fiáveis em linha serão

Detalhes	
	ordenadas e os dados serão bem citados e devidamente referenciados. Para este estudo, serão considerados os meios temáticos de análise de dados.

Confirmo que este estudo não envolve a recolha/utilização de dados ou amostras de participantes humanos

Assinale ☐

2. Investigação em organizações externas

Questão	Sim/Não
1. A investigação envolverá o trabalho com/no seio de uma organização (por exemplo, escola, empresa, instituição de caridade, museu, departamento governamental, agência internacional, etc.)?	Não
2. Em caso de resposta afirmativa à pergunta 1, tem autorização para efetuar a investigação? *Em caso afirmativo, os estudantes devem apresentar provas ao seu supervisor. O PI deve guardá-las em segurança.*	

Questão	Sim/Não
3. Se respondeu NÃO à pergunta 2, é porque: A. ainda não perguntou B. perguntou e ainda não recebeu uma resposta C. pediu e foi-lhe recusado o acesso. *Nota: Só poderá iniciar a investigação se lhe tiver sido concedido acesso.*	

3. Investigação com produtos e artefactos

Questão	Sim/Não
1. A investigação envolverá o trabalho com documentos, filmes, emissões, fotografias, obras de arte, desenhos, produtos, programas, bases de dados, redes, processos, conjuntos de dados existentes ou dados seguros protegidos por direitos de autor?	Sim

Questão	Sim/Não
2. Se respondeu SIM à pergunta 1, os materiais que pretende utilizar são do domínio público? *Notas: "No domínio público" não significa o mesmo que "acessível ao público".* • *A informação que está "no domínio público" já não está protegida por direitos de autor (ou seja, os direitos de autor expiraram ou foram retirados) e pode ser utilizada sem autorização.* • *A informação que é "acessível ao público" (por exemplo, emissões televisivas, sítios Web, obras de arte, jornais) está disponível para qualquer pessoa consultar/ver. Continua a estar protegida por direitos de autor, mesmo que não exista qualquer aviso de direitos de autor. Na legislação britânica, a proteção dos direitos de autor é automática e não exige uma declaração de direitos de autor, embora seja sempre boa prática fornecê-la. É necessário verificar os termos e condições de utilização para saber exatamente como o material pode ser reutilizado, etc.* *Se respondeu SIM à pergunta 1, tenha em conta que poderá ter de considerar outros códigos de ética. Por exemplo, ao efetuar investigação na Internet, consulte o código da Associação de Investigadores da Internet; para a investigação educacional, consulte o Código de Ética da Associação Britânica de Investigação Educacional.*	Sim
3. Se respondeu NÃO à pergunta 2, tem autorização expressa para utilizar estes materiais como dados? *Em caso afirmativo, apresente provas ao seu supervisor.*	Sim

Questão	Sim/Não
4. Se respondeu NÃO à pergunta 3, é porque: A. ainda não pediste autorização B. pediu e ainda não recebeu resposta C. pediu e foi-lhe recusado o acesso. *NotaSó poderá iniciar a investigação quando tiver obtido autorização para utilizar o material especificado.*	**A/B/C**

4. **Este projeto de investigação exige uma avaliação dos riscos para a saúde e a segurança dos procedimentos a utilizar?** Discuta esta questão com o seu supervisor e consulte o Risk Assessment Toolkit for teaching research.

☐ Sim
☒ Não

(Em caso **afirmativo**, deve ser anexado o formulário de avaliação de riscos para a saúde e segurança preenchido). Pode encontrar um formulário de avaliação de risco em branco/amostra na lista de verificação, avaliações de risco genéricas e TORS no Risk Assessment Toolkit

Cumprimento da política e dos procedimentos da SHU

Aprovação ética
Declaração pessoal

Aprovação ética	
Posso confirmar isso: • Li a Política e os Procedimentos de Ética na Investigação da Universidade de Sheffield Hallam • Comprometo-me a respeitar os seus princípios.	
Estudante	
Nome: Michael Kosisochukwu Ubaezuonu	Data:01/06/2022
Assinatura: M.K.U	
Supervisor ou outra pessoa que dê o aval ético	
Confirmo que o preenchimento do presente formulário confirmou que esta investigação não envolve participantes humanos. A investigação não terá início enquanto não forem recebidas todas as aprovações exigidas nos termos das secções 2 e 3 e não forem tomadas todas as medidas de saúde e segurança.	
Nome: Professora Shona Kelly	Data: 15Sep2022

Aprovação ética	
Assinatura: Professora Shona Kelly	
Assinatura adicional, se necessário:	
Nome:	Data:
Assinatura:	

Certifique-se de que anexou todos os documentos relevantes. O seu supervisor deve aprová-los antes de iniciar a recolha de dados:

Documentos relevantes	**Sim**	**Não**	**N/A**
Proposta de investigação, se preparada anteriormente	☒	☐	☐
Qualquer material associado (por exemplo, cartazes, cartas, etc.)	☐	☐	☒
Formulário de avaliação dos riscos para a saúde e a segurança	☐	☐	☒

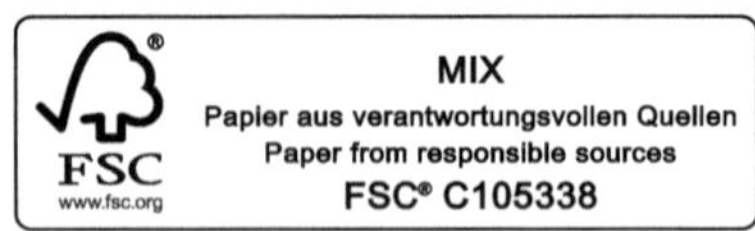

Printed by Books on Demand GmbH, Norderstedt / Germany